"积极应对人口老龄化"全生命周期残疾防控科普系列丛书

丛书主编 | 郑晓瑛 郭 超

残疾预防与控制
基础知识与基本方法

郑晓瑛 郭 超 ◎ 主编
罗雅楠 王一然 范慧芸 ◎ 副主编

CANJI YUFANG

YU KONGZHI

JICHU ZHISHI

YU JIBEN FANGFA

U0345958

中国人口出版社
China Population Publishing House
全国百佳出版单位

图书在版编目（CIP）数据

残疾预防与控制.基础知识与基本方法/郑晓瑛，郭超主编.—北京：中国人口出版社，2024.3

（"积极应对人口老龄化"全生命周期残疾防控科普系列丛书/郑晓瑛主编）

ISBN 978-7-5101-8829-9

Ⅰ.①残… Ⅱ.①郑… ②郭… Ⅲ.①残疾－预防（卫生）Ⅳ.① R1

中国版本图书馆 CIP 数据核字 (2022) 第 231346 号

"积极应对人口老龄化"全生命周期残疾防控科普系列丛书

残疾预防与控制·基础知识与基本方法

"JIJI YINGDUI RENKOU LAOLINGHUA" QUAN SHENGMING ZHOUQI CANJI FANGKONG KEPU XILIE CONGSHU

CANJI YUFANG YU KONGZHI · JICHU ZHISHI YU JIBEN FANGFA

郑晓瑛　郭　超　主编　　罗雅楠　王一然　范慧芸　副主编

责 任 编 辑	刘继娟　刘梦迪	
美 术 编 辑	侯　铮	
责 任 印 制	林　鑫　任伟英	
出 版 发 行	中国人口出版社	
印　　　刷	小森印刷（北京）有限公司	
开　　　本	880 毫米 ×1230 毫米 1/32	
印　　　张	4	
字　　　数	70 千字	
版　　　次	2024 年 3 月第 1 版	
印　　　次	2024 年 3 月第 1 次印刷	
书　　　号	ISBN 978-7-5101-8829-9	
定　　　价	38.00 元	

电 子 信 箱	rkcbs@126.com
总编室电话	(010) 83519392
发行部电话	(010) 83510481
传　　　真	(010) 83538190
地　　　址	北京市西城区广安门南街 80 号中加大厦
邮　　　编	100054

"积极应对人口老龄化"全生命周期残疾防控科普系列丛书

—— 编委会 ——

杨德刚　中国康复研究中心北京博爱医院
杨晓慧　首都医科大学附属北京同仁医院
杨艳玲　北京大学第一医院
张庆苏　中国康复研究中心北京博爱医院
张伟波　上海市精神卫生中心
张　新　中国康复研究中心北京博爱医院
郑晓瑛　北京协和医学院、北京大学

残疾预防与控制·基础知识与基本方法

—— 编委会 ——

主　编

郑晓瑛　北京协和医学院、北京大学

郭　超　北京大学

副主编

罗雅楠　北京大学

王一然　北京大学

范慧芸　北京大学

编　委（以姓氏汉语拼音为序）

戴婉薇　北京大学第三医院

高嘉敏　北京师范大学

纪　颖　北京大学医学部

刘菊芬　北京大学医学部

赵艺皓　北京协和医学院

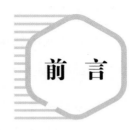

前 言

随着社会经济的发展，我国居民健康水平相应提高，居民预期寿命也不断延长，但人口健康所面临的各种风险也越发复杂，特别是人口残疾发生水平受到巨大挑战，降低了人口整体素质，加重了家庭和个人负担。人口趋势、健康态势、疾病环境、社会动态等指标综合导致我国残疾人口规模渐增、结构渐复杂，所以，做好残疾预防和控制成为最为关键的工作之一。

残疾（功能衰退或丧失）是人类的一种生存状态，几乎每个人在生命的某一阶段都会经历暂时或永久性损伤，而老年人则面临着更高的致残风险和更严重的功能障碍[1]。当

[1] 世界卫生组织，世界银行．世界残疾报告 [R]．日内瓦：世界卫生组织，2013.

前，我国人口年龄结构急剧老化，疾病谱已经发生了从以传染病为主向以慢性病为主的结构性转变。慢性病患者增多，导致伤残调整寿命年疾病负担占总疾病负担的比例增至84.9%[1]，加之工业化、城镇化等外部因素，我国残疾风险来源拓宽、储量扩容，人口残疾挑战加剧。1981年，世界卫生组织发布残疾问题治理领域的里程碑文件——《残疾预防与康复》，将"预防残疾"独列章节以强调其对"人口健康保护"的根本作用，我国自2016年起连续出台两周期、持续10年的《残疾预防行动计划》，为我国残疾预防工作的推进奠定了基础。

残疾人口规模扩大化导致防控面临巨大的挑战。 1987—2006年的20年间，我国残疾患病率从490人/万增长至639人/万，残疾人口规模持续扩大。数据显示，2010年末我国共有8502万残疾人[2]，2020年增至1.09亿人，预计2030年将达1.36亿人，与2010年的残疾人总数几近翻一番（约1.6倍）。除规模问题外，我国人口残疾特征在

---

[1] Institute for Health Metrics and Evaluation. GBD 2019[DB/OL].[2022-04-22]. https://vizhub.healthdata.org/gbd-compare/.

[2] 中国残联.2010年末全国残疾人总数及各类、不同残疾等级人数[EB/OL]. (2021-02-20)[2022-04-22].https://www.cdpf.org.cn/zwgk/zccx/cjrgk/15e9ac67d7 124f3fb4a23b7e2ac739aa.htm.

共残比例、残疾程度、活动功能严重障碍率等指标上也呈现复杂化态势。1987—2006 年，共残人口占残疾人总量的比例从 13% 升至 16%，而共残也部分导致了严重残疾发生比和活动功能严重障碍发生比的升高。这些情况表明"强化残疾预防以阻止残疾泛化、调整防控策略以提升干预效率"的必要性。

与此同时，老龄化"轻度—深度—重度"三级进阶历程的急剧压缩导致人口健康状态的负向转变。基于我国第五、六、七次人口普查，65 岁及以上人口占比在 2000 年、2010 年和 2020 年分别达 6.96%、8.87%、13.50%，即便考虑到"二孩"和"三孩"政策对人口结构的影响，我国仍将面临人口的快速老龄化，并预计在 2023 年达到中度老龄化水平（65+ 老龄化率达 14%），2033 年进入重度老龄化社会（65+ 老龄化率达 20%）[1]。这意味着我国从轻度老龄化（7%）迈进中度老龄化社会仅用了 20 余年，而相同阶段法国历经 115 年，瑞典历经 85 年 [2]。分省分解来看，

[1] LUO Y N, SU B B, ZHENG X Y. Trends and Challenges for Population and Health during Population Aging in China,2015–2050[J].China CDC Weekly,2021,3(28):593–598.

[2] GUO C, ZHENG X Y. Health Challenges and Opportunities for an Aging China[J]. American journal of public health,2018,108(7):890–892.

当前，我国 31 个省区市中，有 30 个进入老龄化阶段，其中有 12 个已迈进深度老龄化社会，仅西藏由于较低预期寿命（2015 年为 65.6 岁[1]），尚未出现老龄化问题[2]。而老龄化对人口健康的负面影响显著，1987 年和 2006 年基于第五次全国人口普查人口年龄结构的标化残疾患病率分别为 551 人／万和 504 人／万，实际则为 490 人／万和 639 人／万，年龄调整前后的反向趋势凸显人口老龄化对于残疾流行的显著负向作用。此外，残疾人口自身还存在超越总人口平均水平的严重老龄化问题，相比 1987 年，2006 年我国残疾人年龄分布的老龄化趋势显著，残疾人中 65 岁及以上老年人口占比从 32% 提升至 46%，预测显示，如不能采取全面有效的防控手段，2030 年、2050 年这一比例将分别提升至 57% 和 70%[2]。老龄残疾人口的预测态势凸显"防—医—康"一体化残疾防控策略中"预防为主、防控并重"的关键性和紧迫性。

特别要指出的是，康复服务资源储备与体系化建设不足，主要表现为物质、人力投资的庞大缺口以及康复医保等

---

[1] 周脉耕，李镒冲，王海东，等.1990—2015 年中国分省期望寿命和健康期望寿命分析 [J]. 中华流行病学杂志,2016,37(11):1439-1443.

[2] Institute for Health Metrics and Evaluation. GBD 2019[DB/OL].[2022-04-22]. https://vizhub.healthdata.org/gbd-compare/.

配套公共政策的不健全。研究估算[1]，硬件建设方面，截至 2019 年，按每个县级单位配置一个康复医院的标准合理配置，全国约存在 2150 个康复医院缺口；根据《北京市医疗卫生服务体系规划（2016—2020 年）》中"每千人 0.5 张康复床位"的目标估计 2030 年目标，以当前每千人 0.18 张的水平估算，床位缺口将达 45 万。人力资源方面，按照国际康复治疗师 30 人 /10 万人的配备标准推算，全国约需康复治疗师近 40 万人[2]，尚存 35 万缺口。与此同时，我国康复服务纳入医保支付的项目仅 29 项，医保力度不足，限制了康复服务供需衔接效率的提升[3]。

总之，快速老龄化与残疾患病率提升的交叠态势，加之有限的康复服务水平，共同凸显"预防为主、防控并重"的残疾治理策略的重要性。生命早期及围老期等关键节点的残疾预防对于抑制"个体健康流失"向后生命期延伸而言意义重大，是防止残疾导致的疾病负担"代内蔓延、代际传递"的根本措施。当前，我国基于全人口、全生命周期

[1] 康复大学（筹），北京大学 . 面向"健康中国"战略的康复学科发展与科技工程体系建设战略研究报告 [R].2021.

[2] 郭媛媛，刘浩，黄东锋 . 等 . 美国物理治疗专业同质化教育的启示及思考 [J]. 医学教育研究与实践 ,2018,26(01):5-8+45.

[3] 王一然，冷志伟，赵艺皓，等 . 我国康复服务供需衔接的保障机制问题分析 [J]. 中国卫生政策研究 ,2022,15(2):65-70.

的三级残疾防控网络亟待完善，而其中"以预防为中心"的病因预防防线的强化迫在眉睫。人的一生都有可能面临残疾的风险，让残疾预防的知识普及到所有百姓中，是最为有效的残疾防控方式。

本书在此背景下应运而生，编者分别从前言(郑晓瑛)、视力残疾的预防与康复（戴婉薇、范慧芸）、听力残疾的预防与康复（高嘉敏）、言语残疾的预防与康复（纪颖）、肢体残疾的预防与康复（赵艺皓）、智力残疾的预防与康复（刘菊芬）、精神残疾的预防与康复（赵艺皓）、多重残疾的预防与康复（郭超）、2016年以来我国残疾预防与康复有关政策法律摘列（王一然）几个方面进行了介绍，以期为我国残疾防控基础知识与基本方法的普及提供科学信息。限于编者的时间和学识，书中难免存在漏误与不周之处，编者诚挚欢迎有关专家学者及各行各业的读者多多批评指正。

目 录

第一章　视力残疾的预防与康复

第四章　肢体残疾的预防与康复 ▪▪

第五章　智力残疾的预防与康复 ▪▪

第六章　精神残疾的预防与康复

第七章　多重残疾的预防与康复

第一章　视力残疾的预防与康复

1. 什么是视力残疾

　　眼睛是人体最重要的光感受器，光线经过眼内折光系统成像于眼底视网膜，视网膜光感受细胞——视锥细胞和视杆细胞——进一步将光信号转变成神经电信号，经视神经传入大脑视觉中枢而产生视觉。通过视觉，人得以感知外界物体的颜色、形态、明暗、动静，获得有意义的信息。视觉是人类感觉信息的主要来源，90% 以上的外界信息通过视觉获取[1]。

　　视力残疾（Visual Disability，VD）指由于各种原因，视觉器官或大脑视觉中枢的结构或功能发生部分或完全病变，导致双眼发生不同程度的视敏度下降或视野缩小，视力残疾人的视功能难以像正常人一样在工作、学习或进行其他活动时应用自如，甚至视功能会丧失。考虑到世界范围内多数视力残疾是可防可治的，目前，世界卫生组织（WHO）更普遍采用"视力损害"（Vision Impairment，VI）这一概念，即由于眼部疾病而影响到视觉系统及一种或多种视功能[2]。视力损害患者的日常生活可能会受到很大限制，当其需要与所处环境互动时，会遇到多种层面（生理、社会或态度）的障碍和限制。

2. 我国视力残疾的测量工具与定级标准是什么

　　随着社会经济的发展，视力残疾的诊断标准也在不断发展和完善，从以最佳矫正视力（Best Corrected Visual

Acuity，BCVA）为标准发展到以日常生活视力（Presenting Visual Acuity，PVA）为标准的阶段。不过，最佳矫正视力这一测量指标在临床诊疗与研究实践中仍有不少使用。

（1）以最佳矫正视力为测量指标

最佳矫正视力是指以适当镜片矫正后所能达到的最佳视力，或以针孔镜所测得的视力。世界卫生组织于 1973 年发布了视力损害分级标准，以最佳矫正视力为测量指标将视力残疾分为五级，其中，1、2 级为低视力，3、4、5 级为盲；且该标准还考虑到视野状况，指出无论中心视力是否损害，如果以中央注视点为中心，视野半径小于 10 度时均为盲。我国既往采用该标准诊断视力残疾。

在 1987 年和 2006 年，我国先后开展了两次较大规模的全国残疾人抽样调查，形成了中国的视力残疾诊断标准。后又于 2011 年发布《残疾人残疾分类和分级》（GB/T 26341—2010），对视力残疾进一步做出明确界定，并使用至今。在《残疾人残疾分类和分级》中，盲和低视力均指双眼，如果双眼视力不同，则以视力较好眼为准，如果仅有单眼为盲或低视力，而另一眼的视力达到或优于 0.3，则不属于视力残疾范畴；此外，以注视点为中心，视野半径小于 10 度者，不论其视力如何均属于盲。WHO 视力损害分级标准与中国残疾人残疾分类和分级标准的对应关系详见表 1。

表 1　WHO 视力损害分级标准与中国残疾人残疾分类和分级对照表

类别	WHO 视力损害分级标准（1973）			中国残疾人残疾分类和分级（2011）	
	级别	最佳矫正视力		级别	最佳矫正视力
		较好眼	较差眼		
盲	5 级	无光感		一级	无光感 ~ < 0.02；或视野半径 < 5 度
	4 级	< 0.02；或视野半径 ≤ 5 度	光感		
	3 级	< 0.05；或 5 度 ≤ 视野半径 < 10 度	≥ 0.02（1 米指数）	二级	≥ 0.02 ~ < 0.05；或视野半径 < 10 度
低视力	2 级	< 0.1	≥ 0.05（3 米指数）	三级	≥ 0.05 ~ < 0.1
	1 级	< 0.3	≥ 0.1	四级	≥ 0.1 ~ < 0.3

（2）以日常生活视力为测量指标

由于使用最佳矫正视力容易忽略掉因屈光不正所致的视力损害的人群，WHO 开始启用视力损害的概念，并于 2010 年开始以日常生活视力替代最佳矫正视力作为其分类标准。由此，我国也将日常生活视力作为视力损害评定的主要指标[3]。

日常生活视力是指日常屈光状态下的视力，例如：不戴用或不经常戴用矫正眼镜的人，其裸眼视力为日常生活视力；而经常戴用矫正眼镜的人，其戴镜检测的视力为日常生活视力。目前，WHO 制定的《国际疾病分类》（International Classification of Diseases，ICD）第十一次修订本以日常生活视力作为视力损害程度的测量指标[4]，基于双眼中较好眼的日常生活视力进行分类，如表2所示。

表2 《国际疾病分类》第十一次修订本（ICD-11）视力损害分类标准

类别	日常生活远视力（Presenting Distance Visual Acuity）	
	低于	等于或高于
0		6/12 5/10（0.5） 20/40
1 轻度视力损害	6/12 5/10（0.5） 20/40	6/18 3/10（0.3） 20/70
2 中度视力损害	6/18 3/10（0.3） 20/70	6/60 1/10（0.1） 20/200
3 重度视力损害	6/60 1/10（0.1） 20/200	3/60 1/20（0.05） 20/400

续表

类别	日常生活远视力（Presenting Distance Visual Acuity）	
	低于	等于或高于
4盲	3/60 1/20（0.05） 20/400 光感	1/60 1/50（0.02） 5/300（20/1200） 或1米指数
5盲	1/60 1/50（0.02） 5/300（20/1200）	光感
6盲	无光感	
9	未确定或未具体说明	

注：每个级别提供了3种不同的视力表达方式。中央视野半径小于10度为盲。日常生活近视力（Presenting Near Visual Acuity）低于N6或M0.8为视力损害。

3. 我国视力残疾群体的现状如何

2006年第二次全国残疾人抽样调查估计，我国视力残疾人口1233万人[7]，单纯视力残疾现患率0.94%。视力残疾占残疾总人数的14.76%，在我国的致残原因中，排第三位[8]。根据第六次全国人口普查、第二次全国残疾人抽样调查相关数据，中国残疾人联合会官方估计，2010年末我国视力损害总人数1263万人[9]，另据《2010中国卫生统计年鉴》，我国每年新增视力残疾人数45万人，这意味着几乎每分钟会出现一例新的视力残疾人[10]。

至 2020 年，根据国际防盲组织的数据统计，全球视力损害人群总数约 11.06 亿人。而我国视力损害人数约 2.7 亿人，是世界上绝对数量最多的国家，占全球总量的 24.41%[5]，其中，890 万视力损害人群定级为盲[6]。

4. 导致视力残疾的主要原因是什么

2020 年，白内障和屈光不正矫正不足导致的失明占全球所有失明的 50%，二者导致的中重度视力损害占全球中重度视力损害总数的 75%。按照日常生活视力标准，未矫正的屈光不正是最常见的低视力病因，年龄相关性眼部疾病以及代谢性疾病——发病率较高的如白内障、病理性近视、青光眼、角膜混浊、视神经病变、年龄相关性黄斑变性等——替代沙眼等感染性疾病成为导致视力损害的主要原因[4]。近年来，白内障（1520 万人）、青光眼（180 万人）、矫正不足的屈光不正（230 万人）、年龄相关性黄斑变性（180 万人）和糖尿病性视网膜病变（90 万人）成为 50 岁以上成年人失明的主要原因[12]。

由于社会经济发展水平的差异，多种眼病在全球分布不均，不同地区视力损害的疾病谱和发病率存在显著差异性，低收入地区的粗发病率显著高于高收入地区[13]。从地理趋势上看，2020 年除了两大高收入超级地区（西欧和高收入亚太地区）外，白内障是所有超级地区 50 岁及以上成年人失明的最大原因。而在这两大高收入地区，青光眼是失明的最大原因（西欧青光眼 vs 白内障 =32.5% vs 11.4%；高收入亚太地区青光眼 vs 白内障 =33.7% vs 20.5%）[12]。

在我国，中度视力损害的年龄标准化患病率为 2.57%，重度视力损害为 0.25%，失明为 0.48%，均低于全球的平均水平。2019 年，中度至重度视力损害的三大原因分别是未矫正的屈光不正、白内障和黄斑变性，三者引起中度视力损害的比例分别为 51.87%、30.15%、1.56%，引起重度视力损害的比例分别为 49.61%、28.93%、4.14%[13]。而白内障、未矫正的屈光不正和青光眼成为我国失明的主要原因，这与 1990 年我国失明的三大原因相同，三者引起失明的比例分别是 33.92%、13.19%、5.57%。从 1990 年至 2019 年，中国的失明人数增长了 64.35%，除糖尿病性视网膜病变外，所有致盲性眼病的年龄特异性患病率均下降，这表明失明绝对数量的增加主要是由人口老龄化和人口增长导致 [14]。

5. 我国视力残疾的高危群体及各年龄阶段特点是什么

目前，我国视力残疾主要高危群体是已经患有眼部基础疾病的人群，包括白内障患者（占所有致残原因的

55.61%）、脉络膜视网膜病变患者（14.99%）、角膜病患者（10.10%）、屈光不正的儿童和青少年（7.58%）以及青光眼患者（6.68%）。

随着我国社会经济的快速发展，人口老龄化进程加快，我国眼部疾病谱发生重大变化，总体上视力残疾呈现年龄相关性高的特点，全年龄段均是视力残疾的易感阶段，而不同阶段导致视力残疾的原因有所不同。据 2020 年发布的新中国第一部《中国眼健康白皮书》[11]，目前我国老年人群的首位致盲原因是白内障，工作人群中的首位致盲原因是糖尿病黄斑病变，儿童青少年的致盲原因主要是屈光不正和遗传性疾病。我国是全球屈光不正患病率最高、患病人数最多的国家。2018 年全国儿童青少年近视调查工作结果显示，近视患病率为 53.6%，其中 6 岁以下儿童、小学生、初中生、高中生中近视的比例分别为 14.5%、36.0%、71.6%、81.0%，近视已成为儿童青少年阶段视力损害的主要原因。

6. 视力残疾的表现和对个体生活的影响是什么

视力损害造成的各方面限制可导致个人独立性丧失、生活质量显著降低、身心健康受到威胁，甚至导致家庭经济状况恶化和被社会孤立。多项研究表明，视力残疾患者的全身健康功能、活动能力、自我保健状况、心理健康评分均低于正常人群，而在手术治愈后可达到与正常接近的水平。

除躯体健康外，视力残疾对精神健康具有显著影响。视力残疾人在获知视功能发生不可逆的损伤后，心理上可能会经历四个阶段：否认、拒绝、接受和过度保护。特别是过度保护，强化了视力残疾人作为患者对其他家庭成员的依赖程度，对残疾者及其家庭成员双方的精神健康起到最为消极的作用[21]。大约三分之一的视力损害患者经历过亚临床的抑郁或焦虑状态，其中5%～7%被诊断为患有重度抑郁症，7%被诊断为患有焦虑症，患病率远远高于视力正常的同龄人[22]。

视力下降对生命质量的影响在日常生活能力方面也十分明显，如自理、阅读、烹饪等家庭事务[15, 16]。同时，视力残疾患者进行生产性活动（家庭活动、动物饲养、处理农产品及食品）、休闲活动（社会考察、出席仪式、参加会议等）的能力较健康人群也有不同程度的下降[17]。社会活动减少将进一步诱发视力残疾群体的孤独感和社会孤立感。这是由于视力损害限制了他们的日常活动，参加社交活动相关的实际困难使他们出门次数减少；因视力损害而难以识别新面孔、认识新朋友，会给他们带来更强烈的依赖感与无力感。此外，公众对视力损害患者的歧视等消极态度也会强化其孤立感[26]。社会功能减退和社会孤立可进一步增加视力残疾人的死亡风险[27-29]。

此外，由于视功能的下降，视力残疾人群发生交通意外的风险大大增加 [8]，死亡率也显著增高 [18]。

视力损害不仅对成人的个体生活产生影响，儿童的生活质量也会受其影响，尤其是在身体健康和社会支持方面，与同龄儿童相比，他们的社会参与度要差得多 [20]。生活质量受到的影响随着年龄的增长而恶化，在 65 岁以上的人群中十分明显 [19]。多项研究表明，视力、对比敏感度和立体视力出现损害的老年人，比同龄人更易发生认知障碍，且两者之间的相关性更趋近于因果关系 [23-25]。

7. 视力残疾的预防手段有哪些

在全球范围内，至少有 10 亿人的视力损害本可预防或需要干预，包括未经矫正的屈光不正（1.23 亿人）、白内障（6520 万人）、青光眼（690 万人）、角膜混浊（420 万人）、糖尿病性视网膜病变（300 万人）、沙眼（200 万人）以及未矫正的老花眼（8.26 亿人）[2]。

视力损害的预防可以分为三级。一级预防为不使其发生；二级预防为当可以致残的伤病发生后，能早期发现、早期治疗、预防和避免其后遗残疾；三级预防为当出现早期和轻度的残疾时，给予康复治疗和提供全面康复的服务，预防其发展为残障。针对视力残疾的不同病因有如下预防手段。

针对白内障，虽然年龄因素难以预防，但避免紫外线照射、视力过度疲劳、屈光状态欠佳，近视与远视正确配镜改善眼部调节，注意正确用眼姿势，合理饮食（尤其是防止缺乏维生素 C、维生素 E 和胡萝卜素等）、控制烟酒，及时治疗可能引起白内障的内分泌代谢性疾病，均有助于白内障的早期预防。

针对难以治愈的青光眼，对高风险人群（年龄 > 40 岁、有家族史、长期使用激素、经常不明原因眼胀眼疲劳、有糖尿病、高度近视或远视）进行早期排查、早期控制，则有望终生保持良好的视功能。

针对屈光不正，可以通过优生优育来预防先天因素；通过改善视觉环境（合理采光、提高对比度）、养成良好的用眼习惯（不长时间近距离用眼；不在卧床、乘车、走路时看书；学习时身体距离书桌一拳、食指距离笔尖一寸、眼睛距离书桌一尺）来预防后天环境及个人因素等造成的近视。并且，高度近视患者要定期检查眼底，避免剧烈运动、重体力劳动和外伤，防止发生视网膜脱离。弱视患者要正确戴镜、精细作业锻炼患侧眼，合理抑制健侧眼。

针对感染及外伤性眼病，预防应从注意用眼卫生、防止各类外部伤害着手。2012 年，我国和 WHO 在全国沙眼发生最集中的地方发起"视觉第一，中国行动"，进行筛查、评估、治疗三期项目行动，于 2014 年完成了消灭致盲性沙眼的任

务 [30]。对工、农业生产，日常生活及体育运动中能造成眼外伤的危险因素进行防范，包括：电焊时要戴防护眼镜、帽盔或防护盾；禁止斗殴、乱射弹弓、乱投石子；通过修改立法，如强制使用安全带和限制燃放烟花，减少眼外伤；尽量不要让儿童玩弄锐利的玩具或接触危险物品。

针对脉络膜视网膜病变，对于早产儿而言，在不妨碍治疗的情况下，应尽量缩短早产儿吸氧的时间，尽早对早产儿进行眼底检查。出生孕周 ≤ 34 周，或出生体重 ≤ 2 千克及患有严重疾病的早产儿应在出生后 4 周或矫正胎龄 32 周接受首次眼底检查，并按要求随诊，以便早期发现早产儿视网膜病变并及时采取治疗。对于成年人，则应禁烟限酒，控制血压、血糖、血脂等全身因素，以预防老年性黄斑变性、糖尿病性视网膜病变。糖尿病患者应定期检查眼底，一旦出现增殖性病变，应及早进行激光光凝，防止病情进一步发展而致盲 [21]。

8. 视力残疾的康复手段和科技辅具有哪些

针对不同病因可采取相应的视力残疾康复手段。我国主要的康复手段有白内障复明，低视力康复和盲人定向行走训练 [31]。白内障患者可以通过手术恢复视力，自 1999 年我国参与"视觉 2020"以来，我国白内障手术率从每 100 万人 300 多例增加到 3000 例，几乎所有的白内障患者都能够

得到及时治疗 [30]。

对于由全身因素导致无法接受白内障手术的患者，或合并其他眼部疾患，利用现有治疗手段无法恢复视力的患者，低视力康复将成为这部分患者提高生活质量的可替代方案。低视力康复是指向视力残疾患者提供合适的助视器，并通过适当的训练，使其能够熟练掌握助视器的使用，从而最大限度地利用其残存的有用视力，进行正常生活，参加户外活动、娱乐甚至工作，儿童能接受正常的学习。常用的低视力康复设备包括光学助视器、非光学助视器和电子助视器三大类。光学助视器包括针对远视的放大镜、针对近视的望远镜、扩大视野的三棱镜等。非光学助视器包括大字体印刷的文字材料或其他大号设备，辅助书写设备及控制眩光、提高对比度和照明度的设备等。与光学助视器相比，电子助视器具备多重优点，如放大倍率高、视野大、可以调节对比度和亮度等，尤其适合使用光学助视器无效的重度视力低下、视野严重缩小的患者，但价格相对较贵 [32]。

盲人定向行走训练是指通过训练盲人依靠听力等感觉器官、借助盲杖等辅助工具学会安全、独立行走的过程。通过明眼人导盲行走、使用盲杖行走等途径，帮助盲人训练利用周围环境的变化（如边缘线、路标、线索等）来判断自己在环境中的位置并确定行走方向的技能。

9. 我国视力残疾的无障碍环境建设情况与国际发展情况如何

　　无障碍环境包括物质环境无障碍以及信息和交流无障碍，要求在城市规划和建造过程中，道路、公共建筑、家居环境能够方便残疾人通行和使用；部分公共传媒应使视力残障人士无障碍地获取信息、进行交流，如可视化媒体的字幕解说、手语，方便视力残疾人的有声读物和节目等[33]。

　　我国自 1985 年最早提出无障碍设施建设以来，经过三十多年的发展，无障碍环境建设取得了显著成就。2021 年中国无障碍环境发展报告指出，截至 2020 年，我国系统开展无障碍环境建设的市、县数量达到 1753 个，呈逐年递增态势；累计创建 469 个无障碍市县村镇[34]。全国村（社区）综合服务设施中有 81.05% 的出入口、56.58% 的服务柜台、38.66% 的厕所进行了无障碍建设和改造。在交通运输方面，多个省份客运设施无障碍建设率达到 100%，打造"覆盖全面、无缝衔接、安全舒适"的无障碍交通出行环境；推广无障碍化交通工具，3400 余辆动车组列车设置了残疾人专座，公共交通工具设置了"老弱病残"专座，各地推广低地板公交车和无障碍出租汽车，这些举措为残疾人走出家门、充分参与社会生活创造了条件。信息无障碍取得了较快发展，从早期的盲文出版物、残疾人专题广播节目发展到互联网、社交媒体、电子商务等新媒体应用。其他如政务服务、选举活动、文化和旅游服务、医疗卫生服务、教育教学服务、应急避难服务、就业服务、智能信息服务、社区服务、导盲犬服务、商业服务等各类服务的无障碍水平实现从无到有，并且不断得到优化升级。国家的重点工程项目如北京冬奥会和冬残奥会场馆、雄安新区建设、北京大兴国际机场等也高标准、人性化地建设无障碍环境。另外，在加快无障碍环境建设立法方面，我国也在从国情出发的基础上树立国际视野，既强调全国统一性，又把握无障碍环境发展不平衡、不充分的特征，避免立法要求过高带来负面影响，从而充分保障残疾人的平等参与权和独立生活质量。

参考文献

[1] 杨培增，范先群. 眼科学 [M]. 北京：人民卫生出版社，2018.

[2] 世界卫生组织. 世界视觉报告 [World report on vision] [Z]. 日内瓦. 2020. 许可协议：CC BY-NC-SA 3.0 IGO.

[3] 赵家良，颜华，张静楷，等. 视力残疾评定手册 [M]. 北京：华夏出版社，2013.

[4] ICD-11 for Mortality and Morbidity Statistics[S/OL]. 2022. https://icd. who.int/browse11/l-m/en#/http%3a%2f%2fid.who.int%2ficd%2fentity% 2f1103667651.

[5] BLINDNESS T I A F T P O. Projected Change in Vision Loss 2020-2050 [Z]. 2022.https://www.iapb.org/learn/vision-atlas/magnitude-and-projections/projected-change/.

[6] BLINDNESS T I A F T P O. Country Map & Estimates of Vision Loss [Z]. 2022.https://www.iapb.org/learn/vision-atlas/magnitude-and-projections/countries/china/.

[7] 第二次全国残疾人抽样调查办公室. 第二次全国残疾人抽样调查主要数据手册 [M]. 北京：华夏出版社, 2007.

[8] China Disabled Persons' Federation[J].International Understanding, 2004(3):51-53.

[9] 中国残疾人联合会. 2010 年末全国残疾人总数及各类、不同残疾等级人数 [Z]. 2021.https://www.cdpf.org.cn/zwgk/zccx/cjrgk/15e9ac67d7124f3fb4a23b7e2ac739aa.htm.

[10] 中华人民共和国卫生部. 2010 中国卫生统计年鉴 [M]. 北京：中国协和医科大学出版社, 2010.

[11] 国家卫生健康委员会 2020 年 6 月 5 日例行新闻发布会文字实录 [Z]. 中国政府网. 2020.http://www.nhc.gov.cn/xcs/s3574/202006/1f519d91873948d88a77a35a427c3944.shtml.

[12] Causes of Blindness and Vision Impairment in 2020 and Trends over 30 years, and Prevalence of Avoidable Blindness in Relation to VISION 2020: the Right to Sight: an analysis for the Global Burden of Disease Study [J]. Lancet Glob Health, 2021, 9(2): e144-e60.

[13] Trends in Prevalence of Blindness and Distance and Near Vision Impairment over 30 Years: an Analysis for the Global Burden of Disease Study [J]. Lancet Glob Health, 2021, 9(2): e130-e43.

[14] XU T, WANG B, LIU H, et al. Prevalence and Causes of Vision Loss in China from 1990 to 2019: Findings from the Global Burden of Disease Study 2019 [J]. Lancet Public Health, 2020, 5(12): e682-e91.

[15] VU H T V, KEEFFE J E, MCCARTY C A, et al. Impact of Unilateral and Bilateral Vision Loss on Quality of Life [J]. Br J Ophthalmol, 2005, 89(3): 360-3.

[16] LIESEGANG T J. Vision Impairment Predicts 5 Year Mortality. McCarty CA, Nanjan MB, Taylor HR. Brit J Ophthalmol 2001;85:322–326 [J]. 2001, 132(2): 1.

[17] DANQUAH L, KUPER H, EUSEBIO C, et al. The Long Term Impact of Cataract Surgery on Quality of Life, Activities and Poverty: Results from a Six Year Longitudinal Study in Bangladesh and the Philippines [J]. PLoS One, 2014, 9(4): e94140.

[18] CHRIST S L, ZHENG D D, SWENOR B K, et al. Longitudinal Relationships among Visual Acuity, Daily Functional Status, and Mortality: the Salisbury Eye Evaluation Study [J]. JAMA Ophthalmol, 2014, 132(12): 1400-6.

[19] MAN R E K, GAN A T L, FENWICK E K, et al. The Differential Impact of Age on Vision-Related Quality of Life across the Visual Impairment Spectrum [J]. Ophthalmology, 2021, 128(3): 354-63.

[20] ELSMAN E B M, KOEL M, VAN NISPEN R M A, et al. Quality of Life and Participation of Children With Visual Impairment: Comparison With Population Reference Scores [J]. Invest Ophthalmol Vis Sci, 2021, 62(7): 14.

[21] 王智勇, 董毅. 三级预防防控近视眼病与糖尿病眼病 [J]. 中国公共卫生管理, 2015, (1): 3.

[22] VAN DER AA H P A, MARGRAIN T H, VAN RENS G H M B, et al. Psychosocial Interventions to Improve Mental Health in Adults with Vision Impairment: Systematic Review and Meta-analysis [J]. Ophthalmic Physiol Opt, 2016, 36(5): 584-606.

[23] SWENOR B K, WANG J, VARADARAJ V, et al. Vision Impairment and Cognitive Outcomes in Older Adults: The Health ABC Study [J]. J Gerontol A Biol Sci Med Sci, 2019, 74(9): 1454-60.

[24] ZHENG D D, SWENOR B K, CHRIST S L, et al. Longitudinal Associations Between Visual Impairment and Cognitive Functioning: The Salisbury Eye Evaluation Study [J]. JAMA Ophthalmol, 2018, 136(9): 989-95.

[25] LIN M Y, GUTIERREZ P R, STONE K L, et al. Vision Impairment and Combined Vision and Hearing Impairment Predict Cognitive and Functional Decline in Older Women [J]. J Am Geriatr Soc, 2004, 52(12): 1996-2002.

[26] FENWICK E, REES G, PESUDOVS K, et al. Social and Emotional Impact of Diabetic Retinopathy: a Review [J]. Clin Exp Ophthalmol, 2012, 40(1): 27-38.

[27] MACKENZIE P J, CHANG T S, SCOTT I U, et al. Assessment of Vision-related Function in Patients with Age-related Macular Degeneration [J]. Ophthalmology, 2002, 109(4): 720-9.

[28] HONG T, MITCHELL P, BURLUTSKY G, et al. Visual Impairment and Depressive Symptoms in an Older Australian Cohort: Longitudinal Findings from the Blue Mountains Eye Study [J]. Br J Ophthalmol, 2015, 99(8): 1017-21.

[29] PAPUDESU C, CLEMONS T E, AGRóN E, et al. Association of Mortality with Ocular Diseases and Visual Impairment in the Age-Related Eye Disease Study 2: Age-Related Eye Disease Study 2 Report Number 13 [J]. Ophthalmology, 2018, 125(4): 512-21.

[30] 沙文茹.《中国眼健康白皮书》发布 : 致盲性眼病有效遏制 [J]. 中国医药科学 , 2020, 10(13): 3.

[31] 鲁心灵，李欣，邱卓英，等 . 视力残疾人康复需求和康复服务发展状况 Logistic 回归分析研究 [J]. 中国康复理论与实践 , 2020, 26(5): 513-517.

[32] 杜蓓，林娜娜，胡志城，等 . 视觉障碍患者病因分析及不同类型助视器的应用评估 [J]. 中华实验眼科杂志 , 2019, 37(7): 5.

[33] 吕世明 . 我国无障碍环境建设现状及发展思考 [J]. 残疾人研究 , 2013, (2): 6.

[34] 陈功，孙计领，载凌亢，等 . 残疾人蓝皮书：中国残疾人事业发展报告（2019）[R]. 北京：社会科学文献出版社，2019: 39-59.

第二章 听力残疾的预防与康复

10. 什么是听力残疾

按照第二次全国残疾人抽样调查的标准，听力残疾是指人由于各种原因导致双耳不同程度的永久性听力障碍，听不到或听不清周围环境声及言语声，影响其生活和社会参与的状态[1,2]。

根据 1997 年 WHO 听力障碍程度分级标准，将成人测试耳 0.5kHz、1kHz、2kHz、4kHz 平均听阈 ≥ 26dB HL 定义为听力障碍。听力障碍的分级包括：轻度（26 ~ 40dB HL）、中度（41 ~ 60dB HL）、重度（61 ~ 80dB HL）和极重度（≥ 81dB HL）。听力残疾为上述频率永久性非助听听阈 ≥ 41dB HL（成人）或听阈 ≥ 31dB HL（儿童）。

听力残疾共分四级，以 0.5kHz、1kHz、2kHz、4kHz 为听力测试频率，一级 > 90dB HL，二级 81 ~ 90dB HL，三级 61 ~ 80dB HL，四级 41 ~ 60dB HL[3]。

11. 我国听力残疾的测量工具与定级标准是什么

听力残疾测试数据的准确度取决于测听操作技术、测听环境是否符合要求以及测听设备的标准化。听力残疾临床诊断的测听技术，可分为主观行为测试（纯音测听、言语测听等）和客观生理反应测试（电反应测听、耳声发射等）。常见的听力学诊断性测试项目有纯音测听、音叉试验、响度平衡试验、Bekesy 自描听力计测听、言语测听、声导抗测试、听觉诱发电位测试、耳声发射测试、非器质性聋测试[4]。

对于听觉功能的评价一般采用听阈作为主要衡量指标，听阈是指人刚好能听到的最小声音强度，用来反映人的听觉灵敏度。国际上将在规定信号、规定给声方式、足够数量的 18 ~ 25 岁的耳科正常人听阈的中位数在规定的声耦合腔内产生的对应的声压级，定为基准等效阈声压级，作为听阈评定的"标准尺"[5]。不同的国家和组织有不同的听力残疾诊断标准，针对听力测试选用的不同频率对听力残疾的分级方法有所不同。

在听力残疾的定级标准方面，我国 1987 年第一次全国残疾人抽样调查中听力残疾的标准参照 1980 年 WHO 听力障碍的标准制定，采用 0.5kHz、1kHz、2kHz 3 个频率的平均听阈进行评价；2006 年第二次全国残疾人抽样调查中听力残疾的标准则参照 1997 年 WHO 听力障碍分级标准制定，并结合国际功能、残疾和健康分类原则进行听力残疾分级标准定义和功能评定。针对不同年龄，听力残疾的诊断标准有所差异。根据我国《残疾人残疾分类和分级》（GB/T 26341—2010），听力残疾按听阈值分级标准（3 岁以上儿童及成人）如表 3 所示。

表3 3岁以上儿童及成人听力残疾评定标准

听力残疾级别	测试音（纯音）（kHz）	相对好耳平均听力损失（dBHL）
一级	0.5、1、2、4	> 90
二级	0.5、1、2、4	81 ~ 90
三级	0.5、1、2、4	61 ~ 80
四级	0.5、1、2、4	41 ~ 60

6个月至3岁以内婴幼儿听力残疾按听阈值分级诊断标准如表4所示。其中，对6个月至1岁婴幼儿只定一级、二级听力残疾；对1岁以上至3岁以内婴幼儿只定一级、二级、三级听力残疾。

表4 6个月至3岁以内婴幼儿听力残疾评定标准

年龄组（月龄）	级别	测试音（啭音/纯音）（kHz）	相对好耳平均听力损失（dBHL）
6 ~ 12个月	一级	1、2、4	> 90
	二级	1、2、4	81 ~ 90
13 ~ 36个月	一级	1、2、4	> 90
	二级	1、2、4	81 ~ 90
	三级	1、2、4	61 ~ 80

按照第二次全国残疾人抽样调查的标准，在生物—心理—社会的社会医学模式下，根据听力障碍程度不同，从结

构、功能、活动、参与、环境和支持六个方面，将听力残疾划分为四级 [2]，如表 5 所示。

表 5　第二次全国残疾人抽样调查听力残疾的分级标准

级别	分级标准
一级	听觉系统的结构和功能极重度损伤，较好耳平均听力损失 > 90dB HL，在无助听设备帮助下，不能依靠听觉进行言语交流，在理解和交流等活动上极度受限，在参与社会生活方面存在极重度障碍
二级	听觉系统的结构和功能重度损伤，较好耳平均听力损失为 81~90dB HL，在无助听设备帮助下，在理解和交流等活动上重度受限，在参与社会生活方面存在严重障碍
三级	听觉系统的结构和功能中重度损伤，较好耳平均听力损失为 61~80dB HL，在无助听设备帮助下，在理解和交流等活动上中度受限，在参与社会生活方面存在中度障碍
四级	听觉系统的结构和功能中度损伤，较好耳平均听力损失为 41~60dB HL，在无助听设备帮助下，在理解和交流等活动上轻度受限，在参与社会生活方面存在轻度障碍

12. 我国听力残疾群体的现状如何

根据 WHO 估计，2021 年全球 15 亿人口受听力障碍影响，其中，4.3 亿人口患有致残性听力障碍 [6]，预计到 2050 年全球听力障碍人口达 25 亿人。2014—2015 年我国四省听力现况调查结果显示，我国听力障碍标准化现患率为 15.8%，中度及以上听力障碍（致残性听力障碍）的标准化现患率为 5.2%。经推算，我国听力障碍人口总量超过 2 亿人，致残性听力障碍人口总量约 7000 万人 [7]。2006 年第二次全国残疾人抽样调查结果显示，我国听力残疾现患率为 2.1%，听力残疾人口为 2780 万人 [8]，在各类残疾中排第二位 [9]。随着人口老龄化程度持续加深、听力检查技术进一步完善，我国听力残疾人口规模将有所增加。

13. 我国听力残疾的高危群体与高发阶段是什么

听力障碍的高危群体主要为老年人群。2006 年第二次全国残疾人抽样调查结果显示，单纯听力残疾或多重听力残疾中，60 岁以上组现患率均最高，为 8.59%，占该年龄段各类残疾的比例为 38.4%，在老年人口各类残疾中位居第一 [10]。其次为 15 ~ 59 岁人群，老年性听力障碍是听力残疾的主要病因 [8]。听力障碍与年龄相关，随着我国妇幼健康医疗技术的提高，由先天性因素所致听力残疾发生的风险逐渐下降，伴随年龄的感知觉器官老化和与年龄相关的慢性疾病所致的听力障碍成为听力残疾的主要原因。2017 年全球具有残疾性听力损失的老年人约为 1.8 亿人，老年人口是听力残疾的主要人群，关注老年人听力健康有利于充分认识听力障碍的主要特征和规律，为听力障碍的防治提供重要依据。

14. 导致听力残疾的主要原因是什么

听力残疾分为器质性听力障碍和功能性听力障碍两大类，也可分为先天性听力障碍及后天性听力障碍两大类。先天性听力障碍是指以遗传性因素或孕期因素为病理基础的听力障碍，后天性听力障碍指出生以后任何时期、任何原因引起的听力障碍。

遗传性因素致听力障碍包括常染色体显性遗传、常染色体隐性遗传、X-连锁遗传等综合征性听力障碍，以及由GJB2、mtRNA等耳聋致病基因引发的非综合征性听力障碍。先天性非遗传性因素包括妊娠期病毒感染、全身疾病，接触耳毒性药物、放射线或生化污染物等，以及产伤、难产、产程过长等引发胎儿缺氧宫内窒息，或新生儿早产、低体重、高胆红素血症等。

后天获得性听力残疾的主要原因可以大致分为耳毒性、炎症性、创伤性、神经退行性、全身性疾病，肿瘤或自身免疫性疾病，原因不明性听力障碍等。其中，全身性疾病包括心血管系统、内分泌代谢类等疾病，而创伤性听力障碍则包括噪声、爆破或意外伤害等。

世界卫生组织2021年发布的全球听力报告展示了全生

命周期听力障碍主要风险因素，其中与年龄相关的神经退化、性别、种族、基因突变等不可改变因素，耵聍栓塞，头部或耳朵创伤，声损伤，耳毒性药品，工作相关耳毒性化学物质暴露，营养不良，病毒性感染及其他耳科相关病症是贯穿个体全生命周期的听力障碍主要风险[6]。

15. 听力残疾的表现和对个体生活的影响是什么

听力障碍表现为个体无法在噪声环境中辨别出声音信息，影响个体接受和理解他人的谈话，从而引起听力障碍者发生社会隔离或社会排斥的现象。听力残疾则表现为在噪声背景下辨认声音的功能丧失，并伴随活动受限与参与局限的功能障碍，是一种社会性的健康结局。听觉是人类感知世界，从外界获取信息和交流的基本感知觉功能。听力健康与个体的生活质量、精神健康、社会适应能力等方面的功能密切相关。在各类残疾中，由于听力障碍具有隐匿性和渐进性，容易被忽视。人类对光线、声音和味道的感觉反映人们感知、解译环境和定位的能力，感官功能的残损会影响个体的沟通交流、身体移动等方面的能力，听力障碍处理不当会导致个体认知能力的下降并容易引起抑郁和痴呆，增加老年人失能和死亡风险，严重影响个体的生活质量。

16. 听力残疾的预防手段有哪些

基于国际功能、残疾和健康分类原则关于"残损、残疾、残障"的模式以及预防保健的三级预防理论，听力残疾的预防措施分为初级、二级和三级预防。

初级预防为控制导致病例损害的疾病病因，如噪声性听力下降的听力保健、急性中耳炎的处理、耳毒性药物的合理使用等。二级预防为防止听力障碍演变为听力残疾的措施，包括早期发现、慢性中耳炎的治疗方法以及防止听力障碍的外科手段等。三级预防则为防止听力残疾发展为残障的措施，包括提供助听器等康复辅助器具服务、特殊教育、就业和社会融合机会及资源等[11]。

17. 听力残疾的康复手段和科技辅具有哪些

听力康复是指通过听力康复干预和康复服务，减轻听力损失对听障人士造成的各种影响。听力康复不仅要提高和促进听力受损人群的言语接受和言语表达的沟通交流能力，帮助听损人群理解和接受听力损失所导致的问题，还要降低听力损失对听障人群工作、生活、社会适应、心理与精神健康的影响，改善听力障碍所导致的活动能力受限与参与功能局限，促进患者生活质量的提高。

遵循现代的康复理念和康复管理模式，听力康复须以听障人士的需求为中心，提供全面、综合的康复服务。目前国内常用的听力残疾康复手段为助听器验配以及人工耳蜗植入、骨传导装置、耳成形术、振动声桥等听力康复手术技术。

针对不同的听障人群，根据儿童、成年人及老年人的康复需求，听力残疾的康复手段有所差异。对于听障儿童康复，遵循"早发现、早诊断、早干预"原则，以听觉康复、言语矫治、语言康复、认知康复为主要康复目标，包括听觉能力训练、言语矫治训练、语言能力训练、社会适应训练等康复教育手段。在康复方法方面，国际常用的有听觉口语法（Auditory Verbal Therapy，AVT）、全面交流法、提示口语法等。其中，AVT是国内众多康复机构和教师的首选方法，通过充分利用患儿的残余听力，借助助听设备等辅助手段，帮助患儿实现听觉康复和言语矫治[12]。对于听障成人，听力康复的主要目标是通过助听器或其他听力辅助工具，让因听力障碍导致功能受限的患者重返家庭和社会，生活能够自理，可以参与教育、劳动以及其他社会生活[13]。听力学因素和非听力学因素皆可能对听障成年人听力康复效果产生影响，听力学因素涉及听力损失严重程度、助听器或听力辅助工具类型、背景噪声接受度等，非听力学因素则包括人口学特征及经济能力、社会支持等。

近年来随着芯片、人工智能等新技术向助听产品的渗透与融合，我国助听器、辅听产品迎来了科技化发展机遇与挑战。《中国听力健康报告（2021）》指出，2017年有关非处方助听器法案的发布，促进OTC品类助听器在网络、药房和超市渠道进行销售，为轻、中度听损者提供了安全、有效、经济的解决方案。另外，随着智能可穿戴产品在健康医疗领域的广泛应用，配置辅听功能的真无线耳机为听力康复手段提供了新的发展空间，高端助听器也逐渐增加体征监测、场景识别、防脱落等健康管理和情境化应用的功能[12]。

参考文献

[1] 第二次全国残疾人抽样调查办公室.第二次全国残疾人抽样调查医生手册[M].北京：华夏出版社,2006.

[2] 孙喜斌.第二次全国残疾人抽样调查听力残疾标准的制定[J].中国听力语言康复科学杂志,2007(1):10-13.

[3] World Health Organization. Addressing the Rising Prevalence of Hearing Loss[Z].Geneva. 2018

[4] 王永华,徐飞.诊断听力学[M].杭州：浙江大学出版社,2013.

[5] 韩德民,许时昂.听力学基础与临床[M].北京：科学技术文献出版社,2004.

[6] World Health Organization. World Report on Hearing[R].Geneva: World Health Organization,2021.

[7] 胡向阳,郑晓瑛,马芙蓉,等.我国四省听力障碍流行现况调查[J].中华耳鼻咽喉头颈外科杂志,2016(11):7.

[8] 孙喜斌,魏志云,于丽玫,等,中国听力残疾人群现状及致残原因分析 [J]. 中华流行病学杂志,2008,29(7):643-646.

[9] 郑晓瑛,张蕾,陈功,等. 中国人口六类残疾流行现状 [J]. 中华流行病学杂志,2008,29(7):5.

[10] 杜鹏,杨慧. 中国老年残疾人口状况与康复需求 [J]. 首都医科大学学报,2008(3):4.

[11] 郑晓瑛,孙喜斌,刘民. 中国残疾预防对策研究 [M]. 北京:华夏出版社,2008.

[12] 龙墨,郑晓瑛,卜行宽. 中国听力健康报告 (2021)[M]. 北京:社会科学文献出版社,2021.

[13] 周慧芳. 听力康复指南 [M]. 北京:人民卫生出版社,2020.

第三章　言语残疾的预防与康复

18. 什么是言语残疾

　　言语残疾是指由于各种原因导致的不同程度的言语障碍（经治疗一年以上不愈或病程超过两年者），不能或难以进行正常的言语交往活动，影响其日常生活和社会参与。但需要注意的是，3岁以下的儿童不能确定言语残疾[1]。

　　言语残疾包括：

　　失语：由于大脑言语区域以及相关部位损伤所导致的获得性言语功能丧失或受损。

　　运动性构音障碍：由于神经肌肉病变导致构音器官的运动障碍，主要表现为不会说话、说话费力、发声和发音不清等。

　　器官结构异常所致的构音障碍：由于构音器官形态结构异常所致的构音障碍。其代表为腭裂以及舌或颌面部术后，主要表现为不能说话、鼻音过重、发音不清等。

　　发声障碍（嗓音障碍）：由于呼吸及喉存在器质性病变导致的失声、发声困难、声音嘶哑等。

　　儿童言语发育迟滞：儿童在生长发育过程中，其言语发育落后实际年龄的状态。主要表现为不会说话、说话晚、发音不清等。

　　听力障碍所致的言语障碍：由于听觉障碍所致的言语障碍。主要表现为不会说话或者发音不清。

　　口吃：指言语的流畅性障碍。常表现为在说话的过程中拖长音、重复、语塞并伴有面部及其他行为变化等。

19. 我国言语残疾的测量工具与定级标准是什么

（1）言语残疾的测量工具

一般而言，言语残疾首先需要填答言语障碍问卷，该问卷由医生询问患者本人或者其家属，再根据答案的组合确定需要进一步测试的内容。进一步测试内容包括：继续做言语清晰度测试或言语表达能力测试，或两者均做。测试的图片是进一步测量的主要工具，又可分为成人和儿童两组评价工具，成人的测试图片采用黑色线条画，儿童测试采用的则为彩色图片。

言语清晰度测试：测试所选的词涵盖了生活中的常用词，可以客观反映出被测试者的口语情况。由受试者对图片或文字进行认读并录音，然后由 4 名测试人员听受试者的录音并记录，最后对照正确答案合计正确数即可算出受试者的言语清晰度[2]。

言语表达能力测试：3 ~ 14 岁儿童的看图说话和 15 岁以上人群进行区别描述。主试者首先从一级测试题库中抽取一张图片向受试者出示，要求受试者说出图片的内容和意思，根据其是否能正确理解、表达语意，言语的流畅程度评定能否通过该级测试。在每一等级测试中，如有一次通过则认为该级通过；如连续三次不能正确理解、表达语意则停止测试，按言语残疾分级标准确定等级 [2]。

（2）言语残疾的定级标准

一级：无任何言语功能或语音清晰度≤ 10%，言语表达能力测试未达到一级测试水平。

二级：具有一定的发声能力及言语能力。语音清晰度为11% ～ 25%，言语表达能力测试未达到二级测试水平。

三级：可以进行部分言语交流，语音清晰度为26% ～ 45%，言语表达能力测试未达到三级测试水平。

四级：能进行简单会话，但用较长句或长篇表达困难。语音清晰度为46%～ 65%，言语表达能力测试未达到四级测试水平。

20. 我国言语残疾群体的现状如何

根据 2006 年第二次全国残疾人抽样调查数据和国家统计局公布的 2005 年末全国人口数推算，言语残疾人数（不包括多重残疾中的言语残疾患者）约 127 万人，占残疾总人数的比重约 1.53%[3]。其中，男、女比例分别为 62.9% 和37.1%[4]。值得注意的是，言语残疾患者多数是合并肢体残疾、智力残疾或听力残疾等的多重残疾患者 [5]，而上述统计数字中并没有包含这部分。

21. 我国哪些人群中言语残疾现患率较高

第二次全国残疾人抽样调查中有关言语残疾人的数据表明[4]，东部地区、中部地区和西部地区言语残疾现患率依次升高；农村言语残疾现患率高于城市；女性言语残疾现患率低于男性；从年龄来看，成年组言语残疾现患率高于全国平均言语残疾现患率，而儿童组和老年组言语残疾现患率低于全国平均言语残疾现患率。

22. 导致言语残疾的主要原因是什么

言语残疾的发病从 1 岁到 80 多岁都有可能，主要原因可以从不同角度进行归类。

从临床病因来看，言语残疾常见原因包括唐氏综合征，脑性瘫痪，新生儿病理性黄疸，早产、低体重和过期产，腭裂，智力低下，脑炎，脑囊虫病，脑梗死，脑出血，喉、舌疾病术后，听力障碍，脊髓侧索硬化，帕金森病，多发性硬化，脑外伤，产伤，孤独症，癫痫，一氧化碳中毒等。

从先天和后天获得性来看，先天因素所导致的言语残疾大约占 20%，主要原因是遗传、听力障碍和智力低下。听力障碍直接影响语言交流过程中的"输入"与"输出"，特别是婴幼儿和学龄前阶段，听力障碍将对后天的语言发育产生决定性的作用。后天获得性原因导致的言语残疾中，常见的原因是非感染性疾病，包括帕金森病、多发性硬化、脑梗死、脑出血、脊髓侧索硬化、孤独症、癫痫等。脑梗死大部分发生在老年人中，但近年来随着高血压、高血脂、高血糖等相关疾病的发病年龄提前，工作生活压力加大，脑卒中的发病年龄有逐渐提早的趋势，因此，做好人群危险因素普查，合理用药控制脑卒中的危险因素很重要[7]。

从年龄来看，0～14 岁组言语残疾患者中遗传性和发育性非遗传性残疾所占比例较高；15～59 岁组的致残原因中听力障碍所占比例较高；60 岁及以上人群获得性残疾所占比例呈上升趋势。因此，我们认为，低龄组言语残疾的致残原因主要来自先天因素，而高龄组言语残疾的致残原因主要来自获得性疾病。出生缺陷等先天因素的预防和听力障碍的早发现、早治疗对言语残疾的预防具有极其重要的意义[4]。

23. 言语残疾的表现和对个体生活的影响是什么

言语残疾可粗略分为理解（信息的输入）、表达（信息的输出）两个方面的障碍，导致讲话困难、理解困难、阅读困难。

常见言语残疾有以下几类：①失语症患者是因为神经系统的高级部位大脑半球发生了器质性损伤，使已获得的言语—语言功能受损或丧失而出现的多种症状，表现在言语交际过程中语言的感知辨别、理解接收、组织运用以及表达等功能的单方面或多方面的失调；②构音障碍及发声障碍患者的一般言语理解接受能力正常，但发声和构音不清，从而影响患者的言语交流能力；③语言发育迟缓患者的语言发育落后正常同龄人，其语言理解和表达均明显滞后，从而影响患者的社会交往能力；④听力语言障碍患者的语言能力与其听力障碍的发生时期有关，获得语言前或获得语言后听力障碍对语言功能的影响差别明显，获得语言后的语言障碍患者通过听力补偿等方式，其语言能力可以达到较好的水平，而获得语言前的听力障碍则会影响患者整个语言的发育；⑤口吃主要表现为言语的流畅性障碍，因此会对患者的语言交流能力产生影响[5]。

2006 年全国第二次残疾人抽样调查从理解和交流、身体移动、与人相处、生活自理、生活活动、社会参与六大方面对言语残疾患者进行评估发现，18 岁以上言语残疾患者的六种能力有随着年龄的增加而逐渐降低的趋势；与其他残疾类型相比，言语残疾患者的理解和交流、与人相处、社会参与能力相对较低，而生活自理、身体移动能力相对较高，70 岁以下组 80% 不存在生活自理障碍。

24. 言语残疾的预防手段有哪些

言语残疾的预防应根据原发病因的不同而采取不同的早期预防措施，特别是遗传性和非遗传性、传染性和非传染性的疾病预防措施都有较大不同，引起言语残疾的原因在不同年龄段差异比较大。发病年龄较早的则从婴幼儿期甚至母亲的早孕期就要关注并预防，如唐氏综合征，脑性瘫痪，新生儿病理性黄疸，早产、低体重和过期产，产伤；多发于中老年时期的疾病则可以关注疾病早期预防，如脑梗死，脑出血，喉、舌疾病术后，帕金森病，多发性硬化，脊髓侧索硬化；各年龄段均有发病的因素，则根据不同原因进行疾病预防，如智力低下、脑炎、听力障碍。总之，应该从母亲怀孕时着手，做好产前检查，避免宫内感染和妊娠期疾病，避免使用耳毒性和致畸性药物，若出生后患病，则积极治疗，并尽量不使用耳毒性药物。中老年人应减少或避免噪声刺激、节制脂类食物、戒除烟酒、避免精神紧张和情绪激动、养成良好的生活习惯、慎用或不用耳毒性药物。听力出现下降，应积极配合医生检查和治疗。争取恢复或保持现有听力，以保证生活质量。

值得一提的是，农村和城市的言语残疾现患率差异较大。农村地区可能因为对疾病及其危害认知少，对听力障碍发现得比较晚，更容易忽视或延误疾病的治疗和康复。因此，需要政府加大对农村和贫困地区的投入，加强对基层卫生医疗人员的培训，降低疾病的发病率，避免因病致残、因残致贫。

25. 言语残疾的康复手段有哪些

言语障碍的原因不同，康复手段也会有所不同。目前非常提倡言语残疾患者的早发现、早干预、早康复。康复训练包括言语康复评价、言语训练及语音矫治；康复器具包括对言语残疾进行治疗和补偿的各种器具，如交流板、交流器和发声学语辅助装置等[7]。

对听力障碍所致的言语残疾，需要尽早进行听力筛查以便尽早验配助听器，开始语言训练，让大多数聋儿能做到聋而不哑[8]。

言语残疾一级和二级：需要尽早开始病因治疗和言语训练，特别是学龄前的儿童更应尽早开始言语训练；对于言语残疾的成人，应尽早配备交流板、交流器、发声学语辅助装置等。另外，要定期进行言语康复评价；需要持久的支持服务，而且可能为终身需要。

言语残疾三级和四级：在进行病因治疗的同时，尽早开始言语训练和语音矫治，按需配备发声学语辅助装置，并需要定期进行康复效果评估。这种支持服务是间断的、定期指导性的，需要时可提供帮助。

　　家人与患者沟通时，不能只苛求其准确发音和说话，而应该鼓励患者用手势、指点、动作、绘图或其他方法表达自己的意图，这些治疗训练最好是在日常生活活动中，如吃饭、做家务等，用手势、动作和实物帮助患者学会语言沟通。鼓励患者多与家人、朋友沟通，以建立患者与人交流的信心，这在儿童和老年言语残疾患者的康复中都具有重大意义。解除患者伴随的情绪问题，也需要多方面的努力，比如，用音乐治疗，既可以促进唇舌的活动、发展言语能力，又可以缓解情绪冲突。

26. 日常照护言语残疾人需要注意什么

　　与其他残疾类型相比，言语残疾患者的理解和交流、与人相处、社会参与能力相对较低，而生活自理、身体移动能力相对较高。因此，在照护言语残疾人时，需要耐心地沟通交流，鼓励其进行力所能及的社会参与，特别要注意缓解其伴随的情绪和心理问题。

参考文献

[1] 第二次全国残疾人抽样调查残疾标准 [J]. 中国残疾人 ,2006(5):7-9.

[2] 李胜利 , 袁永学 , 于美霞 , 等 . 第二次全国残疾人抽样调查言语残疾调查标准研究 [C]. 第二届北京国际康复论坛论文集 .2007:354-359.

[3] 2006 年第二次全国残疾人抽样调查主要数据公报 [J]. 中国康复理论与实践 ,2006,12(12):1.

[4] 潘世松 , 顿祖纯 , 王金芳 . 言语残疾预防与对策研究 [M]. 北京 : 中国社会科学出版社 ,2011.

[5] 陈艳 . 广东省 3-18 岁言语残疾患者抽样调查及其语言行为分析 [D]. 广州 : 暨南大学 ,2007.

[6] 陈曦 , 陈少贞 , 李海 , 等 . 广东省成人言语残疾主要致残原因和对策分析 [J]. 中国康复医学杂志 ,2010,25(4):346-349.

[7] 李胜利 , 孙喜斌 , 王荫华 , 等 . 第二次全国残疾人抽样调查言语残疾标准研究 [J]. 中国康复理论与实践 ,2007(9):801-803.

[8] 顿祖纯 . 美国言语残疾的研究现状与思考 [J]. 中国组织工程研究与临床康复 ,2008,12(46):9160-9163.

第四章　肢体残疾的预防与康复

27. 什么是肢体残疾

肢体残疾是指由于人体运动系统的结构、功能受到损伤，造成四肢残缺或四肢、躯干麻痹（瘫痪）、畸形等，从而导致人体运动功能不同程度的丧失，以及活动受限或参与的局限[1]。

肢体残疾主要包括三种类型：①上肢或下肢，因伤、病或发育异常所致的缺失、畸形或功能障碍；②脊柱，因伤、病或发育异常所致的畸形或功能障碍；③中枢、周围神经，因伤、病或发育异常所致的躯干或四肢的功能障碍[2]。具体包括脑性瘫痪、偏瘫、脊髓疾病及损伤、小儿麻痹后遗症、截肢、缺肢、四肢畸形、侏儒症、脊柱畸形、骨关节炎和肌肉疾病及损伤、周围神经疾病和损伤等[3]。

28. 我国肢体残疾的测量工具与定级标准是什么

我国肢体残疾的测量工具为日常生活活动评定量表。这一量表是在残疾者未采取康复措施和使用辅助器具（如安装假肢、矫形器及其他辅助器具等）的情况下，根据他们能够独立完成日常生活活动的能力进行评价、计分[3]。

日常生活活动包括八项内容，即：端坐、站立、行走、写字、洗漱、穿衣、吃饭、大小便。每一项功能的实现情况分为三类：能独立实现得 2 分；能独立实现但有困难得 1 分，

并根据困难程度 ±0.5 分；不能独立实现得 0 分。将每项活动的得分相加，可以把肢体残疾划分四个等级：①一级，分数为 0 ~ 4.5 分，为完全不能独立完成日常生活活动；②二级，分数为 5 ~ 8.5 分，为基本上不能独立完成日常生活活动；③三级，分数为 9 ~ 12.5 分，为能够部分独立完成日常生活活动；④四级，分数为 13 ~ 16 分，为基本上能够独立完成日常生活活动。

我国肢体残疾的等级划分 [2] 具体如表 6 所示。

表 6　我国肢体残疾的等级划分

级别	日常生活活动功能障碍程度	分数
一级	完全不能独立完成日常生活活动	0 ~ 4.5
二级	基本上不能独立完成日常生活活动	5 ~ 8.5
三级	能够部分独立完成日常生活活动	9 ~ 12.5
四级	基本上能够独立完成日常生活活动	13 ~ 16

肢体残疾一级：完全不能独立完成日常生活活动。主要包括：

①四肢瘫：四肢运动功能重度丧失；

②截瘫：双下肢运动功能完全丧失；

③偏瘫：一侧肢体运动功能完全丧失；

④单全上肢和双小腿缺失；

⑤单全下肢和双前臂缺失；

⑥双上臂和单大腿（或单小腿）缺失；

⑦双全上肢或双全下肢缺失；

⑧四肢在不同部位缺失；

⑨双上肢功能极重度障碍或三肢功能重度障碍。

肢体残疾二级：基本上不能独立完成日常生活活动。主要包括：

①偏瘫或截瘫，残肢保留少许功能（不能独立行走）；

②双上臂或双前臂缺失；

③双大腿缺失；

④单全上肢和单大腿缺失；

⑤单全下肢和单上臂缺失；

⑥三肢在不同部位缺失（除外一级中的情况）；

⑦二肢功能重度障碍或三肢功能中度障碍。

肢体残疾三级：能够部分独立完成日常生活活动。主要包括：

①双小腿缺失；

②单前臂及其以上缺失；

③单大腿及其以上缺失；

④双手拇指或双手拇指以外其他手指全缺失；

⑤二肢在不同部位缺失（除外二级中的情况）；

⑥一肢功能重度障碍或二肢功能中度障碍。

肢体残疾四级：基本上能够独立完成日常生活活动。主要包括：

①单小腿缺失；

②双下肢不等长，差距在 5 厘米以上（含 5 厘米）；

③脊柱强（僵）直；

④脊柱畸形，驼背畸形大于 70 度或侧凸大于 45 度；

⑤单手拇指以外其他四指全缺失；

⑥单侧拇指全缺失；

⑦单足跗跖关节以上缺失；

⑧双足趾完全缺失或失去功能；

⑨侏儒症（身高不超过 130 厘米的成年人）；

⑩一肢功能中度障碍或两肢功能轻度障碍；

⑪类似上述的其他肢体功能障碍。

29. 我国肢体残疾流行现状如何

研究显示，2006 年，我国老年人总残疾现患率为 24.0%，其中老年人肢体残疾的现患率为 6.1%，居所有残疾类型的第二位；全人群肢体残疾的现患率随年龄的增加而增加，农村人口肢体残疾的现患率高于城市，肢体残疾主要以轻度和中度残疾为主[4]。

据中国残疾人联合会公布的数字，到 2010 年底，我国残疾人总人数为 8502 万人，其中肢体残疾人数达 2472 万人，占残疾人总数的 29.08%[5]。

30. 我国肢体残疾的高危群体与高发阶段是什么

总的来看，我国男性肢体残疾数量相对高于女性，致残年龄的波动变化不明显，但有个别年龄段（25 ~ 55 岁）的男性致残率较高；老年人群是肢体残疾的高发人群，60 岁以后致残率趋于平稳，但总人数高于 60 岁以前[6]。

此外，农村的肢体残疾率为 22%，明显高于城市；66%的肢体残疾人生活在农村。伴随社会经济发展和人口老龄化进程的加快，骨关节病及脑血管病的发病率明显升高，致残人口数随之增加；加之工业化、城市化的快速发展，工伤、交通事故等伤害致残也有所增加。城市工业化程度更高、城市化进程更快，故工伤及交通事故致残率明显高于农村。而由于农村社会经济及卫生保健水平相对落后，部分人口在疾病初期得不到及时的治疗，以及后续康复服务的缺失，导致农村人口总致残率明显高于城市[6]。

31. 导致肢体残疾的主要原因是什么

导致肢体残疾发生的原因大致可分为以下几种类型：

①疾病（占 40.08%），是导致肢体残疾的最主要原因，如脑及周围血管疾病、脊髓灰质炎、骨关节病、地方病、脊髓病、化脓性感染、结核性感染、肿瘤等疾病；②不明原因（占 27.29%）；③外伤（占 26.14%），包括工伤、交通事故、脊髓损伤、脑外伤、战伤及其他外伤等；④先天性或发育障碍导致的肢体残疾（占 6.50%），包括遗传 / 近亲、脑性瘫痪、发育畸形、妊娠期疾病、侏儒症。

分性别来看，男性肢体残疾原因中占第一位的为骨关节病（20.61%），其余依次为其他外伤（10.47%），脊髓灰质炎（6.18%），交通事故（5.44%），发育畸形（3.13%），原因不明（3.05%），脑性瘫痪（2.97%），周围血管疾病（1.65%）。女性肢体残疾原因中占第一位的同样为骨关节病，但占比更高，为 34.66%，其余依次为脑血管疾病（21.17%），其他外伤（9.92%），发育畸形（4.29%），脊髓炎、脑炎（4.19%），原因不明（3.27%），脑性瘫痪（2.56%），其他先天性或发育障碍（2.25%），交通事故（1.74%）。这可能是由于男女从事职业的不同，从而造成致残原因的差别。

分年龄来看，0 ～ 7 岁儿童肢体残疾的主要原因是脑性瘫痪、先天发育畸形、佝偻病、外伤及其他原因。其中，导致儿童脑性瘫痪的主要病因是出生时窒息、早产、高胆红素血症及其他疾病[7]。老年肢体残疾的主要原因为疾病（5.26%）、伤害（1.89%）、其他（1.00%）和先天性疾病及发育障碍（0.20%）；在老年致残疾病中，脑血管疾病所致肢体残疾的占比最高，为 2.55%[8]。

分城乡来看，在城市，第一位致残原因为脑血管疾病，占 24.07%，其余依次为骨关节病（21.24%）、工伤（11.33%）、其他外伤（6.90%）、脊髓灰质炎（6.37%）、交通事故（3.72%）、发育畸形（3.19%）、脑性瘫痪（2.48%）、原因不明（2.30%）、周围血管疾病（2.12%）；在农村，第一位致残原因为骨关节病，占 28.86%，其余依次为脑血管病（17.85%）、其他外伤（11.33%）、工伤（6.52%）、脊髓灰质炎（5.06%）、交通事故（3.92%）、发育畸形（3.86%）、原因不明（3.42%）、脑性瘫痪（2.91%）、其他先天发育障碍（1.71%）[6]。

32. 肢体残疾的表现和对个体生活的影响是什么

肢体残疾主要表现为人的肢体残缺、畸形，运动功能不能很好地实现，如在日常生活活动中，端坐、站立、行走、写字、洗漱、穿衣、吃饭、大小便等功能不能实现或实现困难。

肢体残疾会对个体生活带来很大影响，尤其是可能导致生活不能自理；对老年人来说，肢体残疾会对他们的生理和心理健康状况产生极大的负面作用，且高于其他残疾类型的影响；此外，肢体残疾对女性健康功能产生的负面作用明显大于男性[9]。

33. 肢体残疾的预防手段有哪些

肢体残疾都是不可逆转的，虽然可以矫治，但不管恢复得有多么好，都无法与身体原来的最佳状态相比。所以对肢体残疾来说，预防残疾的发生是重点。一级预防是预防的重要手段，老年人群是预防的重点人群。

一级预防，即采取相应措施预防引起肢体残疾的各种意外伤害、血管性疾病和小儿麻痹症等致残性疾病。可以从以下方面入手。

（1）强化劳动防护

提高职业人群的劳动卫生知识和职业防护技能。

（2）全民教育

通过交通安全和法纪知识教育，如把预防交通事故的内容列入学校健康教育等，使公众养成自觉遵纪守法的好习惯；定期培训司机，加强安全行车教育，并使其掌握交通事故中的基本急救知识和技术。

（3）积极防治中风

尤其是针对中老年人群采取积极措施，具体包括：①改变不良生活方式，戒除烟酒，避免高盐高钠饮食，多摄入维生素C等营养素；②早期发现高血压，并对高血压人群进行规范管理和治疗；③消除家中或公共场所的障碍物，以防跌倒；④针对中风的危险因素开展以社区为单位的预防保健工作[6]。

34. 肢体残疾的康复手段和科技辅具有哪些

（1）肢体残疾的康复手段

肢体残疾主要的康复手段包括矫治手术、辅助器具、康复治疗和康复训练。具体方法及适用条件如下：

①矫治手术。适用于因小儿麻痹后遗症、脊椎损伤等引起的肢体残疾。此类残疾可通过矫治手术来恢复肢体部分功能，如足踝部瘫痪畸形矫治手术、膝部瘫痪畸形矫治手术、髋部瘫痪畸形矫治手术、麻痹性脊椎畸形矫治手术、下肢长度均衡矫治手术、上肢瘫痪矫治手术等。②装配假肢、矫形器和辅助器具。如因外伤、炎症、恶性肿瘤等原因，迫不得已截去部分肢体从而造成肢体残疾的，可装配假肢和矫形器及其他辅助器具来辅助实现肢体功能。③康复治疗。如体育疗法、作业疗法、物理疗法、营养疗法等。④康复训练。所有类型的肢体残疾人必须进行康复训练，如运动功能训练、生活自理能力训练、社会适应能力训练等，才能恢复和改善功能[6]。

（2）肢体残疾的科技辅具

肢体残疾的科技辅具，即适用于肢体残疾人的，可以补偿、减轻或抵消因肢体残疾造成的身体功能的缺失或障碍的用具，能极大改善残疾人的生活。根据器具不同的种类和使用的部位，其作用也有所区别，主要分为代偿功能、辅助生活、康复训练[10]。各类型的用具主要包括：

①代偿功能类，主要包括假肢和各类轮椅等。例如：小腿截肢的残疾人安装假肢后，能够步行、骑车，还能负重劳动，完全能够代偿小腿的功能；各类轮椅是重要的代步工具，借助轮椅，他们可以走出家门，参与社会生活。

②辅助生活类，主要有各类助行器具、生活自助器具和专用的学习器具。例如：各类拐杖、助行架等助行器具，能够帮助肢体残疾人支撑和步行；防洒碗、拾物器、残疾人专用刀勺等生活自助器具，可以帮助残疾人最大限度地实现生活自理；辅助学习器具，包括盲人写字板、笔，盲人计算机、打字机，聋人可视语音系统，以及供高位截瘫者专用的计算机操作系统等。

③康复训练类，帮助残疾人锻炼和恢复部分功能。例如：站立架，可以帮助截瘫者站立；各类训练肌力的器具，能够帮助偏瘫、脑性瘫痪的肢体残疾人训练体能。

35. 我国肢体残疾人无障碍环境建设情况如何

近年来，国家对残疾人无障碍环境的建设特别关注，国务院颁布的《无障碍环境建设条例》明确了依法开展无障碍环境建设是政府责任和社会义务。《中华人民共和国无障碍环境建设法》是我国第一部针对无障碍环境建设的法律，从国家鼓励、政府支持、居民配合等方面对环境建设作出进一步规定。

残疾老年人是国家实施家庭无障碍改造的重点支持和补助对象。民政部、国家发展改革委、财政部、住房和城乡建设部、国家卫生健康委、银保监会、国务院扶贫办、中国残联、全国老龄办等9部委联合印发的《关于加快实施老年人居家适老化改造工程的指导意见》指出，"要采取政府补贴等方式，对纳入分散供养特困人员和建档立卡贫困人口范围的高龄、失能、残疾老年人家庭，实施居家适老化改造"[11]。这也促使无障碍法规政策、制度安排、标准体系不断完善，城乡环境无障碍、信息无障碍、服务无障碍的水平不断提高。经过多年发展，虽然残疾人无障碍环境建设水平得到前所未有的提高，但残疾人家庭无障碍改造占比仍不足残疾人需求的10%，需要进一步完善无障碍环境建设。

当前，我国针对残疾人的无障碍环境建设，主要着眼于残疾老年人及重度困难残疾人的研究与政策领域，这符合我国目前发展亟须解决的主要问题，但与国际相比，我国的无障碍环境建设仍有较大发展空间。国外学者还对躯体残疾妇女的卫生服务障碍[12]、无障碍健身设施的评估[13]等问题展开了相关研究。

参考文献

[1] 中国残疾人辅助器具中心.肢体残疾、肢体残疾分级是什么？[EB/OL].(2019-10-23)[2023-12-12].http://www.cadtc.org.cn/p1/cjwtlb/20191023/772451.html.

[2] 佚名.第二次全国残疾人抽样调查残疾标准[J].中国残疾人,2006(3):1.

[3] 第二次全国残疾人抽样调查办公室.第二次全国残疾人抽样调查主要数据手册[M].北京:华夏出版社,2007.

[4] 熊妮娜,叶奇,施继良.2006年中国老年人残疾状况分析[J].残疾人研究,2011(3):4.

[5] 肖旸宇.基于残障人群使用体验的产品设计研究:以上肢残障儿童为例[D].汕头:汕头大学,2018.

[6] 杨朝晖,卫小春,王东,等.针对肢体残疾发生原因的干预性策略研究[J].中国药物与临床,2009,9(S2):15-19.

[7] 周慧敏,李艳娜.0~7岁儿童肢体残疾调查原因分析[J].中国社区医师(综合版),2010(2):65.

[8] 刘民, 栾承. 中国老年肢体残疾人群主要致残原因及其变化 [J]. 中华老年医学杂志,2009,28(2):164-167.

[9] 张月云, 葛忠明. 不同残疾状况对中国老年人生活质量的影响 [J]. 人口与社会,2017,33(4):10.

[10] 刘蕊, 谢静宜, 郑钢, 等. 上海市闸北区残疾人特殊康复服务需求现况分析 [J]. 中国康复理论与实践,2009,15(2):3.

[11] 中国残疾人联合会. 民政部、中国残联等九部门聚焦部署残疾老年人家庭无障碍改造 [EB/OL].(2020-07-17)[2023-12-12].https://www.cdpf.org.cn//xwzx/clyw2/db22163017304f89b6a3c97e5ebaa3bc.htm.

[12] SCHOPP L H, SANFORD T C, HAGGLUND K J, et al. Removing Service Barriers for Women with Physical Disabilities: Promoting Accessibility in the Gynecologic Care Setting[J]. Journal of Midwifery & Womens Health, 2011, 47(2):74-79.

[13] ALDIMKHI, BADEER. An Assessment of the Accessibility of Fitness Facilities for People with Physical Disabilities in Kuwait[J]. Dissertations & Theses - Gradworks, 2015.

第五章 智力残疾的预防与康复

36. 什么是智力残疾

智力残疾是临床常见的精神障碍，也是国际分类系统中常见的精神疾病类型。不同学科的叫法略有不同，智力残疾又被称为"智力落后""智力低下""智力迟钝""心理缺陷""精神发育迟滞"等。"智力残疾"这一术语并不是指单纯的智力水平低下，而是将残疾与智力、适应性行为相结合，包含智力功能和适应功能两方面的障碍。智力残疾表现为不能正常运作或发挥功能，强调个体与环境相互作用的功能状态，反映受环境因素影响的整体观念。

根据中国残疾人联合会发布的《中国残疾人实用评定标准》[1]和《第二次全国残疾人抽样调查残疾标准》[2]，智力残疾定义为："智力显著低于一般人水平，并伴有适应行为的障碍。智力残疾由于神经系统结构、功能障碍，使个体活动和参与受到限制，需要环境提供全面、广泛、有限和间歇的支持。"导致智力残疾的原因包括：在智力发育期间（18岁之前），由于各种有害因素导致的精神发育不全或智力迟滞；智力发育成熟以后，由于各种有害因素导致的智力损害或老年期的智力明显衰退导致的痴呆。

37. 我国智力残疾的测量工具与定级标准是什么

我国智力残疾的诊断标准主要有两种:《中国残疾人实用评定标准》和《第二次全国残疾人抽样调查残疾标准》。

根据中国残疾人联合会发布的《中国残疾人实用评定标准》[1],智力残疾的等级按其智力商数(Intelligence Quotient, IQ)及社会适应行为来划分。智力测验是智力残疾评估的重要组成部分,帮助确定个体的智力功能水平,为智力残疾的诊断提供客观依据。不同的智力测验基于不同的智力概念模型,并且可以从不同方面(言语、视觉、动觉等)获得智力参数;适应性行为是一个多维结构,"集合了人们在日常生活中表现出的概念技能、社会技能和实践技能"[2]。IQ是指通过某种智力量表测得的智龄和实际年龄的比,诊断的主要依据是社会适应行为。

《中国残疾人实用评定标准》智力残疾定级标准如表7所示。

表7 《中国残疾人实用评定标准》智力残疾定级标准

智力水平	分级	IQ(智商)*	适应行为水平
重度	一级	<20	极度缺陷
	二级	20 ~ 34	重度缺陷
中度	三级	35 ~ 49	中度缺陷
轻度	四级	50 ~ 69	轻度缺陷

注:* 韦氏儿童智力量表(Wechsler Intelligence Scale for Children, WISC)。

根据《第二次全国残疾人抽样调查残疾标准》[3]，智力残疾评定标准和分级为：0 ~ 6岁儿童用格塞尔发育量表（Gesell Development Diagnosis Scale，GDDS）进行诊断性测查，当发展商 (Development Quotient，DQ) < 72分时，可直接诊断智力残疾并按DQ值分级；若DQ测查结果为72 ~ 78分，则加测"婴儿~初中学生社会生活能力量表"进行适应性行为（Adaptive Behavior，AB）评定，按适应性行为评定结果进行分级诊疗。7岁及以上则按IQ和AB水平进行智力残疾的诊断和分级，当IQ和AB水平位于智力残疾标准不同级别时，分级以AB水平为准。对于智力水平，7 ~ 16岁采用简式韦氏儿童智力量表进行测验，17岁以上则采用简式韦氏成人智力量表进行测验；对于AB水平，6个月 ~ 15岁采用婴儿~初中学生社会生活能力量表进行测定，16岁以上采用成人适应性行为评定量表进行测定。

《第二次全国残疾人抽样调查残疾标准》智力残疾定级标准如表8所示。

表8 《第二次全国残疾人抽样调查残疾标准》智力残疾定级标准

级别	分级标准		
	发展商（DQ）0 ~ 6岁	智商（IQ）7岁以上	适应性行为（AB）
一级	≤ 25	< 20	极重度
二级	26 ~ 39	20 ~ 34	重度

级别	分级标准		
	发展商(DQ)0～6岁	智商(IQ)7岁以上	适应性行为(AB)
三级	40～54	35～49	重度
四级	55～75	50～69	轻度

38. 我国智力残疾群体的现状如何

我国是智力残疾人口大国。根据第二次全国残疾人抽样调查数据和国家统计局公布的 2005 年末全国人口数推算，全国共有各类残疾人 8296 万人，占总人口的比例为 6.34%，其中智力残疾 554 万人，占全国残疾人总数的 6.68%[4]。智力残疾的患病率相比 1987 年第一次全国残疾人抽样调查的患病率（19.7%）有所下降[5]。其中低年龄组（5～29 岁）因遗传性疾病、发育畸形、营养不良等先天性因素导致的智力残疾显著下降，由 1987 年的 12.6% 降至 2006 年的 0.8%，营养不良导致的智力残疾下降趋势格外显著，由 0.579% 降至 0.076%[6]。根据第六次全国人口普查我国总人口数，以及第二次全国残疾人抽样调查我国残疾人占全国总人口的比例和各类残疾人占残疾人总人数的比例，推算 2010 年末我国残疾人总人数 8502 万人，其中智力残疾 568 万人[7]。

智力残疾人由于自身身体缺陷，智力明显低于正常状态，并伴有适应行为的障碍，无法正常工作和学习，缺乏人际沟通和交往能力，不能很好地控制情绪，认知行为较差，是残疾人中最弱势的一类群体，需要社会更多的关爱与扶持。根据中国残疾人联合会发布的《2020 年残疾人事业发展统计公报》数据[8]，为全面落实《国务院关于建立残疾儿童康复救助制度的意见》，2020 年，全国已普遍建立残疾儿童康复救助工作体系和服务网络。以贫困残疾人为重点，持续组织实施残疾人精准康复服务行动，1077.7 万持证残疾人及残疾儿童得到基本康复服务，其中 0 ~ 6 岁残疾儿童 23.7 万人。得到康复服务的持证残疾人中，智力残疾人共计 86.4 万人。

39. 我国智力残疾的高危群体与高发阶段是什么

智力残疾是最常见的儿童残疾类型，14 岁以下儿童智力残疾的患病率为 1.8%，占所有残疾儿童的 66%[9]。0 ~ 17 岁儿童中，0 ~ 5 岁组的致残率最高，男童各年龄段致残率均高于女童，农村儿童致残率在各年龄段均高于城市，智力残疾儿童的前五大致残原因依次为脑疾病、遗传、产伤和新生儿窒息、惊厥性疾病、早产儿低体重和过期产[10]。农村和城市地区儿童智力残疾患病率的显著差异可能和贫困、近亲结婚、缺碘现象等有关[11]。围产因素是我国儿童智力残疾的主要致病原因，预防儿童智力残疾发生的重点应是产前和产时因素。

早期发现智力残疾儿童应重点关注两类高危群体：一类高危群体是具有智力残疾高危因素的母婴群体；另一类高危群体是具有智力残疾高危表现的儿童，即出生时未发现异常，但在发育过程中表现出神经精神运动发育滞后和偏差的婴幼儿。

具有智力残疾高危因素的母婴群体包括：妊娠前后有病毒感染史，夫妻一方年龄较大，有习惯性流产史、早产或死胎史及智力残疾家族史的孕妇；母亲有妊娠合并症、病理分娩过程，及早产、过期产和窒息等围产期高危因素的新生儿。具有智力残疾高危表现的儿童在婴幼儿生长发育阶段往往有如下表现：出生 10～16 周后仍无社会性微笑，对声音缺乏反应，不注意别人说话；吸吮能力差，咀嚼晚，喂养困难，吃固体食物时容易出现吞咽障碍和呕吐；哭声尖锐或呈尖叫，哭声无力，缺乏音调变化；视觉功能发育不佳，不注意注视周围人和事物，缺乏双眼追视物体的活动；8 个月后仍持续关注自己手的动作；1 岁半后还经常淌口水；2 岁后还故意把东西往地上扔；2～3 岁还经常把玩具或手边物品放进嘴里；四肢协调能力弱。2～3 岁后走路两脚依然相互乱碰；清醒时有磨牙动作；对周围事物和玩具缺乏兴趣或兴趣短暂，精神不集中，反应迟钝；多睡，睡眠不宁，入睡难或易醒；过度激惹、惊跳，无目的的多动；肢体自主活动少，动作僵硬；运动或动作发育明显落后同龄儿。

40. 导致智力残疾的主要原因是什么

智力残疾往往不是单一因素所致，而是受多重因素交互影响。轻度智力残疾主要与社会心理因素有关，残疾者多数来自低社会经济地位的家庭，缺乏文化刺激、严重营养失调、家中有智力残疾的双亲等居多，因而影响其智力发展；中度、重度智力残疾则分布于社会各阶层，其致病因素主要以生物—医学的因素居多[12]。

1987 年第一次全国残疾人抽样调查中智力残疾的主要致残原因分为 14 种：遗传性疾病，妊娠期疾病，产伤、颅内出血和窒息，脑炎和脑膜炎，脑病，脑外伤，脑血管病，发育畸形，老年性痴呆，社会心理因素，营养不良，中毒，其他，不详；2006 年第二次全国残疾人抽样调查中智力残疾的致病原因分为 8 类：遗传（染色体异常和畸变、先天性代谢异常）、发育障碍（胎儿和新生儿窒息、早产、低体重和过期产、发育畸形、营养不良）、疾病（感染性脑疾病、脑血管病、物质代谢、营养疾患、内分泌障碍、惊厥性疾病、精神病）、创伤或意外伤害（母孕期外伤及物理伤害、产伤、工伤、交通事故、其他外伤）、中毒与过敏反应、不良文化因素（文化剥夺、教养不当、感觉器官剥夺）、其他、原因不明。其中，在已明确的致残原因中，遗传因素是导致智力残疾最常见的原因[13]。而近年来有研究显示，随着国家优生优育政策的宣传和孕前检查、新生儿疾病筛查等医学干预措施的实施，原因不明的致病因素和脑疾病（如脑炎、脑性瘫痪、脑积水等）已经超过遗传致病因素，逐渐成为导致智力残疾的主要病因[14-16]。

41. 智力残疾的表现和对个体生活的影响是什么

智力残疾按照残疾程度的不同，其表现为[17]：

一级智力残疾：适应行为极差，面容明显呆滞；终生生活全部需由他人照料与监护；运动感觉功能极差，如通过训练，只在下肢、手及额的运动方面有所反应。

二级智力残疾：适应行为差；生活能力即使经过训练也很难达到自理，仍需要他人照料；运动、语言发育差，与人交往能力也差。

三级智力残疾：适应行为不完全；实用技能不完全，如生活能力达到部分自理，能做简单的家务劳动；具有初步的卫生和安全常识，但阅读和计算能力很差；对周围环境辨别能力差，能以简单方式与人交往。

四级智力残疾：适应行为低于一般人水平；具有相当的实用技能，如能自理生活，能承担一般的家务劳动或工作，但缺乏技巧和创造性；一般在指导下能适应社会；经过特别教育，可以获得一定的阅读和计算能力；对周围环境有较好的辨别能力，能比较恰当地与人交往。

由于自身智力、适应性障碍的限制，智力残疾人自我规划和选择生活方式的能力往往较弱；他们的照护者或缺乏科学的培训，或由于过度保护，常常倾向于放纵他们的饮食嗜好和不良生活方式。因此与其他类型残疾人相比，智力残疾人拥有更多的健康问题，发生代谢疾病、心血管病、消化系统疾病、共病、功能障碍及继发性障碍等的风险较高，增加了智力残疾人的诊疗难度，降低了智力残疾人群及其家人的生活质量[18]。智力残疾人受到功能障碍的影响，在理解情感、认知、行为方面均存在局限，普遍存在严重的情绪和行为问题，这些情绪和行为问题是智力残疾人参与社区活动、教育和就业失败的主要原因，同时给家庭和照料者带来了极大负担，也提高了社区成本[19]。且随着医疗技术的进步，智力残疾人的预期寿命不断延长，增加了智力残疾人罹患老年病和慢性病的可能性，老年健康问题在许多终身疾病上叠加新的疾病，增加了医疗复杂性，使健康状况更加恶化；智力残疾人寿命的延长还预示着他们失去亲近照料者的可能性越来大，失去亲人照护的智力残疾人的孤独感更强，生活质量和健康状况也会更差[18]。

42. 智力残疾的预防手段有哪些

WHO 制订的预防智力残疾行动计划[20]包括：①碘化食盐以预防碘缺乏性智力障碍；②孕妇禁酒以避免胎儿酒精综合征；③出生后进行苯丙酮尿症检测及适当饮食治疗以预防大脑受损及帮助婴儿正常生长；④环境控制以预防重金属铅等中毒；⑤产前基因检测以检测智力障碍的分型，如唐氏综合征；⑥接种风疹疫苗以预防母亲风疹综合征；⑦营养补充，即保证女性在幼年时有适当营养、怀孕时有良好营养，以预防她们婴儿的发育问题。另外还应重视儿童惊厥性疾病的预防及治疗、提高产科技术等。

我国《残疾预防和残疾人康复条例》强调，残疾预防工作应当覆盖全人群和全生命周期，以社区和家庭为基础，坚持普遍预防和重点防控相结合。根据 WHO 的技术报告和各国残疾预防的实践经验，三级预防模式是智力残疾预防的一个可行模式。一级预防，预防可能导致智力残疾的疾病和伤害的发生。二级预防，早发现、早诊断、早治疗，预防致残性伤病发生后智力残疾的发展。一级预防和二级预防主要是降低全人群智力残疾发生风险。三级预防则是防止智力残疾发生后出现更严重的残障。

（1）一级预防：采取措施积极防止或减少智力残疾的发生。例如，普及婚前检查，进行计划生育宣传，提倡优生优育，避免近亲结婚，缺碘地区的重点人群及时补碘，采取适当的分娩方式等，均可以有效预防智力障碍的发生。

（2）二级预防：采取措施阻止一些致病因素导致的智力残疾，早期发现可能导致智力低下的疾病，尽可能在症状轻微时发现就做出诊断，以早期干预治疗，阻止智力残疾的进一步发展。如及早发现苯丙酮尿症、先天性甲状腺功能低下等疾病。同时，对一些可能出现智力障碍但尚无明显障碍表现的"高危儿童"提供医学、教育和社会等全面帮助，有效减少高危儿童出现智力障碍的情况。

（3）三级预防：减轻智力残疾造成的消极后果。对智力障碍儿童和高危儿童进行早期康复训练是最重要的三级预防措施，可以有效降低障碍带来的功能缺失，让智力障碍儿童保持较好的生活状态。

43. 智力残疾的康复手段和科技辅具有哪些

残疾人的康复需求主要表现为医疗服务与救助、辅助器具、康复训练与服务和贫困残疾人救助，不同类别的残疾人的康复需求存在差异[21]。智力残疾人群所需的主要康复形式为社区和家庭服务，主要康复内容为康复训练与服务[22]。智力残疾人的康复教育体系可分为学前教育与康复、学校教育与康复、成年教育与康复服务三个阶段。学前教育与康复主要包括运动技能、语言能力、认知能力以及生活自理和社会交往等领域的训练；学校教育与康复主要包括社会公德及文明习惯的养成、适应能力的提高、劳动技能的掌握等；成年教育与康复服务的主要形式为职业及生产劳动技能培训，康复训练的主要内容包括生活自理能力训练、社会生活能力训练、职业及劳动技能训练[23]。

目前我国智力残疾人群对各项服务的需求均远高于相应服务的利用，其中经济较为发达的东部地区和城市地区的智力残疾人的需求满足程度较高，而经济较为落后的中西部地区和农村地区的智力残疾人的需求满足程度较低；青少年智力残疾人在医疗、康复和贫困扶助上，未能得到足够的服务；轻中度智力残疾者在医疗和贫困救助上的需求未得到足够重视[24]。所以需要加强和推广康复、适应性训练，认知辅助，家庭生活援助和支持性服务，以及以社区为基础的康复，建立包含预防、治疗、康复与健康的全生命周期的康复服务体系，满足智力残疾人的康复需要。

根据中国残疾人辅助器具中心发布的《残疾人基本辅助器具指导目录（2020版）》，智力残疾人的基本辅具主要包括技能训练辅具、沟通及信息辅具两大类。技能训练辅具包括语言及言语训练辅具、阅读技能开发训练材料、图标和符号训练辅具、逻辑行为能力训练辅具、认知益智辅具、感觉统合训练辅具、启智类辅具、社会行为训练辅具、玩教辅具、电脑或物品控制技能训练辅具。沟通及信息辅具包括用于面对面沟通的便携式手写板、符号沟通板、符号沟通软件，用于报警、指示、提醒、发信号的定位装置、SOS 报警系统等。

44. 智力残疾人需要的基本日常照护内容有哪些

国务院于 2021 年印发的《"十四五"残疾人保障和发展规划》将"加快发展残疾人托养和照护服务"作为重点任务之一[25]。根据《"十四五"残疾人保障和发展规划》任务，针对智力残疾人的照护需求和服务，在国家政府层面，应积极发展服务类社会救助，推动开展智力残疾人长期照护服务。增强县级特困人员救助供养服务机构对智力残疾人特困对象的照护服务能力。在尊重智力残疾人意愿的前提下，为符合条件的社会救助家庭中生活不能自理的智力残疾人提供集中照护、日间照料、居家服务、邻里互助等多种形式的社会化照护服务。落实托养服务机构扶持政策，继续实施"阳光家园计划"——智力、精神和重度残疾人托养服务项目，为就业年龄段的智力残疾人等提供托养服务。针对智力残疾老年人，应积极研究探索老年人能力评估标准、长期护理保险失能等级评估标准等与国家智力残疾分类和分级标准的衔接，支持养老服务机构完善服务功能，接收符合条件的老年智力残疾人。

智力残疾人无法和健康人一样独立生活和就业，需要长期的照护服务，主要的生活方式为居家由家人照护。但随着残疾人和其照护亲人年龄的增长，对智力残疾人的照护压力会越来越大，最终导致无力照护，给家庭带来沉重的经济负担和精神压力。而且智力残疾人的照护需求具有多样性，除基本生活的照料外，还包括康复训练、教育培训、文体娱乐等专业照护服务，这些照护内容是居家照护难以满足的。

现代健康服务要关注智力残疾人的健康状况和健康行为的特殊性，针对他们的需求开展全面系统的健康服务，坚持以人为本的原则，覆盖全生命周期，实现智力残疾人的整体健康；尊重个体差异，关注功能和康复问题，通过跨部门和以社区为基础的健康服务等形式，达到"健康中国 2030"的目标。

残疾人托养服务机构提供的专业照护服务应包括生活照料和护理照护，如对服务对象进行自助饮食、穿脱衣物等自我照顾能力训练和行走、上下楼梯等室内外移动能力训练。

还应当提供帮助服务对象提升社会适应能力的训练，如模拟超市、银行、公共交通等场景，提高残疾人在物品购买、钱币存取、交通工具乘坐等方面的技能，以及为他们制订职业康复和劳动技能培训计划，提供职业介绍、辅助性或支持性就业服务。另外，休闲娱乐作为一种精神需求，对智力残疾人的身心康复具有重要作用，开展文体娱乐活动尤其是户外娱乐活动，有利于智力残疾人的身心健康，增强其社会参与和融入的能力。

参考文献

[1] 中国残疾人联合会. 中国残疾人实用评定标准 [EB/OL]. (2006-12-02) [2023-12-10]. https://www.gov.cn/ztzl/gacjr/content_459939.htm.

[2] 李聪, 田宝. 智力残疾研究的回顾与展望 [J]. 社会科学论坛, 2020(5):116-1123.

[3] 第二次全国残疾人抽样调查领导小组. 第二次全国残疾人抽样调查残疾标准 [J]. 中国残疾人, 2006(5):7-9.

[4] 第二次全国残疾人抽样调查领导小组, 中华人民共和国国家统计局. 2006 年第二次全国残疾人抽样调查主要数据公报 [J]. 中国康复理论与实践, 2006(12):1013.

[5] 田宝, 张扬, 邱卓英. 两次全国残疾人抽样调查主要数据的比较与分析 [J]. 中国特殊教育, 2007(8):54-56.

[6] 张宝林. 智力残疾人工作的现状调查和改进意见 [C]. 首届中国残疾人事业发展论坛, 2007.

[7] 中国残疾人联合会 . 2010 年末全国残疾人总数及各类、不同残疾等级 人 数 [EB/OL].(2021-02-20) [2023-12-10]. https://www.cdpf.org.cn/zwgk/zccx/cjrgk/15e9ac67d7124f3fb4a23b7e2ac739aa.htm.

[8] 中国残疾人联合会 . 2020 年残疾人事业发展统计公报 [EB/OL]. (2021-04-09) [2023-12-10] https://www.cdpf.org.cn/zwgk/zccx/tjgb/d4baf2be2102461e96259fdf13852841.htm.

[9] CHEN J, SIMEONSSON R J. Prevention of Childhood Disability in the People's Republic of China [J]. Child: Care, Health and Development,1993,19(2):71-88.

[10] 熊妮娜 , 张致祥 , 叶奇 , 等 .2006 年中国智力残疾儿童流行情况及致残原因调查 [J]. 中国儿童保健杂志 ,2009,17(1):48-50.

[11] KWOK H W, CUI Y, LI J. Perspectives of Intellectual Disability in the People's Republic of China: Epidemiology, Policy, Services for Children and Adults [J]. Current Opinion in Psychiatry, 2011, 24(5): 408-412.

[12] 赵志航 , 郭雪萍 , 田宝 . 国内外智力残疾状况与康复研究 [J]. 中国康复理论与实践 ,2010,16(3):233-235.

[13] 赵志航 , 郭雪萍 . 两次残疾人抽样调查中智力残疾变化状况的分析 [J]. 现代特殊教育 ,2014,(Z1):14-16.

[14] 李昌英 .580 例智力残疾患者病情评定及病因分析 [J]. 中国民康医学 ,2016,28(9):41-42.

[15] 赵志清 , 李春林 , 马占秀 , 等 . 宁夏回族自治区智力残疾流行病学调查结果分析 [J]. 宁夏医学杂志 ,2008(8):721-722.

[16] 刘民 , 刘闯 . 中国残疾人群现状与预防研究进展 [J]. 中华流行病学

杂志,2011,32(6):6.

[17] 李坚,蔡则环.不同原因智力残疾 178 例分级评定分析 [J]. 中国临床康复,2003(12):1828.

[18] 王苗苗,卢国华,李安巧,等.智力残疾人的健康状况与健康服务研究 [J]. 中国康复理论与实践,2019,25(1):15-21.

[19] 布鲁斯·J.汤奇,张洁,侯希妍.精神健康和智力残疾:公共精神健康的需要 [J]. 残疾人研究,2017(2):33-38.

[20] WHO Regional Office for South-East Asia. Mental Retardation: from Knowledge to Action [EB/OL]. (2016-04-22)[2023-12-10]. https://iris.who.int/handle/10665/205532.

[21] 邱卓英,李欣,李沁燚,等.中国残疾人康复需求与发展研究 [J]. 中国康复理论与实践,2017,23(8):869-874.

[22] WU L, QIU Z, WONG D, et al. The Research on the Status, Rehabilitation, Education, Vocational Development, Social Integration and Support Services Related to Intellectual Disability in China[J]. Research in Developmental Disabilities,2010,31(6):1216-1222.

[23] 陈夏尧,薄绍晔.中国内地智力残疾人康复服务的现状与对策 [J]. 中国康复医学杂志,2005(2):60-62.

[24] 诸萍,张蕾.智力残疾人群服务需求研究 [J]. 残疾人研究,2013(2):66-71.

[25] 国务院."十四五" 残疾人保障和发展规划 [EB/OL]. (2021-07-08) [2023-12-10]https://www.gov.cn/zhengce/content/2021/07/21/content_5626391.htm.

第六章　精神残疾的预防与康复

45. 什么是精神残疾

精神残疾是指各类精神障碍持续一年以上未痊愈，由于存在认知、情感和行为障碍，影响其日常生活和社会参与[1]。

46. 我国精神残疾的测量工具与定级标准是什么

我国精神残疾的测量工具是《世界卫生组织残疾评定量表Ⅱ》（WHO-DAS Ⅱ），18岁及以上的精神障碍患者依据WHO-DAS Ⅱ分值和适应行为表现分级，18岁以下精神障碍患者依据适应行为表现分级[2]。精神残疾可划分为四级。

精神残疾一级。精神残疾最为严重的一级。WHO-DAS Ⅱ得分≥116分，适应行为严重障碍。患者生活完全不能自理，忽视自己生理、心理的基本要求；不与他人交往，无法从事工作，不能学习新事物。需要周围环境提供全面、广泛的支持，全部生活都需要他人长期监护。

精神残疾二级。WHO-DAS Ⅱ得分为106～115分，适应行为重度障碍。患者生活大部分不能自理，基本不与他人交往，只与照料者简单交往，能理解照料者的简单指令，有一定的学习能力；在监护下能从事简单劳动；能表达自己的基本需求，偶尔被动参与社交活动；需要周围环境提供广泛的支持，大部分生活仍需要他人照料。

精神残疾三级。WHO-DAS Ⅱ得分为96～105分，适应行为中度障碍。患者生活不能完全自理，可以与人进行简单交流，能表达自己的情感；能独立从事简单劳动，能学习新事物，但学习能力明显比一般人差；被动参与社交活动，偶尔能主动参与社交活动；需要周围环境提供部分支持，即所需要的支持服务是经常性、短时间的需求，部分生活也需要由他人照料。

精神残疾四级。WHO-DAS Ⅱ得分为 52 ~ 95 分，适应行为轻度障碍。患者生活基本自理，但自理能力比一般人差，有时忽略个人卫生。可以与人交往，能表达自己的情感，但体会他人情感的能力较差；能从事一般的工作，学习新事物的能力比一般人稍差；偶尔需要周围环境提供支持，一般情况下生活不需要由他人照料。

47. 我国精神残疾群体的现状如何

根据 1987 年和 2006 年两次全国残疾人抽样调查结果推算，我国 1987 年和 2006 年精神残疾的现患率分别为 2‰ 和 6‰，平均每年上升 13.3%；二十年间，残疾人数从 260 万人增加到 840 万人 [3]。我国 15 岁及以上人群中，单一精神残疾现患率为 4.57‰，包含多重残疾在内的精神残疾现患率为 6.01‰ [4]。此外，1987—2012 年，我国不同地区人群精神残疾的现患率为 1.88‰ ~ 10.12‰ [5]。

48. 我国精神残疾的高危群体与高发阶段是什么

0 ~ 6 岁儿童中，母亲文化程度低、父母离婚及近亲婚配、单亲、抚养人为祖（外祖）父母、家庭经济收入较低的儿童，是患精神残疾的高危人群[6]。男性和有精神障碍家族史，是 0 ~ 17 岁儿童青少年孤独症致残的危险因素[7]。老年人群中，居住在城市、高龄、文盲及未婚老年人痴呆致精神残疾的风险比较高[8]。部分精神分裂症患者在疾病发作之前会出现一些轻微的、不典型的症状，这一阶段的群体是超高危群体[9]，基本处于 12 ~ 18 周岁。

49. 导致精神残疾的主要原因是什么

精神分裂症是精神残疾最主要的致残原因。精神分裂症、分裂型或妄想型精神障碍所致的精神残疾占全部精神残疾的比例高达 55.02%[10]。1987 年第一次全国残疾人抽样调查中，我国精神残疾人的致残原因排前五位的是：精神分裂症、癫痫、情感性精神病、其他、其他器质性精神障碍。2006 年第二次全国残疾人抽样调查中，我国精神残疾人的致残原因排前五位的是：精神分裂症、痴呆、癫痫、其他器质性精神障碍、情感性精神病[5]。

此外，不同年龄群体精神残疾的致残原因有所不同。2 ~ 6 岁儿童中，脑器质性疾病致精神残疾所占比例最高，达 61.54%[6]；中青年人发生精神残疾的主要原因是精神分裂症（中年 58.9%，青年 62.9%）；老年人发生精神残疾的主要原因为痴呆（43.5%）[11]。

50. 精神残疾的表现和对个体生活的影响是什么

精神疾病以精神活动障碍为主要表现，是由生物—心理—社会等因素影响而导致的大脑功能紊乱；临床上表现为知觉、思维、情感、智能和行为等方面的失常，症状主要表现为出现错觉、幻觉、焦虑、淡漠、妄想、自知力障碍等，最常见的类型是精神分裂症[12]。

精神残疾对残疾人自身的影响很大。与其他类型的残疾人相比，精神残疾人在失业和就业障碍、就业歧视、生活质量损失、精神和躯体疾病风险以及卫生保健服务利用不足等问题上面临更多的挑战，给残疾人个人、家庭和社会均造成了沉重的经济和医疗负担[5]。

51. 精神残疾的预防手段有哪些

在 2016 年发布的精神分裂症治疗指南中采用的临床分期模型，将精神分裂症分为四期，即无症状的风险期、阈下症状或功能减退的前驱期、精神病期和慢性功能残疾期[13]。针对精神分裂症前驱期，甚至是更早的疾病风险期，进行早期识别并给予积极干预是较为有效的精神残疾预防手段。

风险期的识别与干预：风险期通常指小于 12 岁的儿童发育阶段，即在可以觉察的缺陷出现之前的时期。一般通过家族史以及遗传学检测，能够发现潜在的个体有无轻度认知缺陷[13]。防止孕期感染等围生期并发症、孕期补充叶酸和维生素 D 以及避免儿童期的社会逆境，可能具有一定的预防作用[14]。

前驱期的识别与干预：前驱期主要指 12 ~ 18 周岁，即精神病发作之前的时期。此时个体可以表现出轻微或在阈值以下的精神病性症状，以及近期学业、职业和个人照料等方面的功能明显下降。通过前驱期症状筛查、认知评估和脑影像检查可以识别此类个体[13]。通过认知行为治疗、认知训练、家庭心理健康教育等干预措施，可减少精神病转化[15]。

52. 精神残疾的康复手段和科技辅具有哪些

（1）精神残疾的康复手段

康复是帮助精神残疾人回归社会生活的重要手段，精神残疾人的康复可通过多样化的训练来实现。主要包括生活行为、学习行为和工作行为的康复训练[16]。

生活行为的康复训练是训练患者逐步掌握生活技能，从较低层次的基本维持日常生活活动的能力，到较高级别的文体娱乐活动能力乃至社会交往能力。

①日常生活活动能力训练：主要针对病期较长的慢性衰退患者。这些患者往往行为退缩，情感淡漠，活动减少、生活懒散，仪表不整，甚至完全不能自理。可着重培训个人卫生、盥洗、饮食、衣着、排便等活动，坚持每日数次手把手地督促教导和训练，并可结合奖励刺激。除严重衰退者外，大多数患者可在2～3周内获得明显改善。但这种训练必须持之以恒，一旦放松便会恢复原状。对于其他未出现衰退的患者，由于急性发病期过后残留的某些精神障碍，也可影响日常生活活动，通常表现为较被动、懒散以及对事物缺乏情感关注等，同样需要进行督促和引导。

②文体娱乐活动能力训练：训练重点在于加强社会适应能力，提高情趣和促进身心健康。训练内容应按自身的具体情况来选择。除一般的娱乐和观赏活动外，可逐渐增加带有学习和竞技性质的参与性训练内容，如舞蹈、书画、乐器演奏、体操、球类比赛、智力竞赛、音乐欣赏等。

③社会交往能力训练：对精神残疾患者参与社会起到重要作用。这项训练能够改善患者应对突发情况的能力，提高社会适应能力，以及适当参与社会生活的能力。

学习行为的康复训练是训练患者处理、应对各种实际问题的能力。训练的内容包括一般教育性活动和家庭生活技能两部分。

①一般教育性活动训练，如卫生常识教育、科技知识教

育。目的是提高其常识水平，培养学习新事物和新知识的习惯，以免过分脱离社会现实。

②家庭生活技能训练，包括家庭卫生、家庭布置、物品采购、食物烹饪、钱财管理及社交礼节等。

工作行为的康复训练指针对劳动作业与职业活动方面的技能训练。

①简单劳动作业，可集体参与简单易做的劳动，如贴信封、糊纸袋、拆纱团、病房卫生工作、帮助开饭等。

②工艺制作活动，如织毛衣、编篮筐等编织活动，书法、绘画、摄影等美术活动，各种布艺、手工及园艺等。

③回归社会前职业训练，在回归社会就业前进行有针对性的训练。

这些活动可根据不同病程及患者要求指导参加，按其完成任务的多少，给予适当的物质奖励，以提高其参与的积极性。

（2）精神残疾的科技辅具

根据 2020 年中国残疾人辅助器具中心发布的《残疾人基本辅助器具指导目录（2020 版）》，精神残疾人适配的技能训练科技辅助主要包括[17]：

沟通治疗和沟通训练辅助器具。

①语音及言语训练辅助器具，适用于需要改善应用语音

和言语能力，经评估需要适配的功能障碍患者。

②阅读技能开发训练材料，适用于需要训练和开发阅读技能，经评估需要适配的障碍患者。

替代增强沟通训练辅助器具。

图表和符号训练辅助器具，适用于需要训练和学习特定的沟通简化信息，经评估需要适配的功能障碍患者。

认知技能训练辅助器具。

①逻辑行为能力训练辅助器具，适用于需要训练注意力、视觉追随能力、扫视能力、物体辨别能力，或是需要改善认知障碍，经评估需要适配的功能障碍患者。

②认知益智辅助器具，适用于需要改善认知障碍，经评估需要适配的功能障碍患者。

基本技能训练辅助器具。

①感觉综合训练辅助器具，适用于需要改善感觉统合失调，经评估需要适配的功能障碍患者。

②启智类辅助器具，适用于需要改善认知障碍，经评估需要适配的功能障碍患者。

社交技能训练辅助器具。

①社会行为训练辅助器具，适用于需要改善社会行为能力，经评估需要适配的功能障碍患者。

②玩教辅助器具，适用于需要改善认知、沟通、学习等

能力，经评估需要适配的功能障碍患者。

输入器件控制及操作产品和货物的训练辅助器具。

用鼠标、键盘、操纵杆、触摸、脑控等训练辅助器具，适用于需要改善操作电脑或物品的控制和训练行为，经评估需要适配的功能障碍患者。

此外，部分省份（如浙江）还设置了具有地区特色的精神残疾辅助器具[18]，主要包括以下两种。

①守护天使卫星定位监护系统：结合了地理信息系统与嵌入式软件技术及全球卫星定位技术的高科技个人无线定位监护系统。该系统可广泛应用于精神病患者、阿尔茨海默病患者和智力障碍等人群的实时监护和防走失，是国际领先的高科技监护服务解决方案。

②无线传感器网络系统（人员定位管理系统）：可广泛应用于精神病患者、阿尔茨海默病患者和智力障碍等人群集中的各大医院、福利院、敬老院、残疾人托养机构等，为相关人群提供高品质的实时监护和定位服务。

53. 精神残疾人需要的基本日常照护内容有哪些

针对精神残疾人的日常照护，部分地区建立了日间照料中心，为精神残疾人提供心理慰藉、定期体检与评估、病情监测、精神文化休闲娱乐等服务。

对于失智老年人，即患有阿尔茨海默病的老年人，照护的基本内容包括：①身体活动的综合照护，维持失智老年人的正常进餐、穿衣、睡眠、上厕所等功能，维护活动功能；②认知功能促进，训练失智老年人的记忆、计算功能和工具性日常生活活动的能力；③健康促进照护，对失智老年人的认知障碍和异常精神行为进行干预。

参考文献

[1] 第二次全国残疾人抽样调查办公室 . 第二次全国残疾人抽样调查主要数据手册 [M]. 北京 : 华夏出版社 ,2007.

[2] 中国残疾人辅助器具中心 . 精神残疾、精神残疾分级是什么？[EB/OL].(2019-11-20)[2023-12-12].http://www.cadtc.org.cn/gzfw/cjwt/bd26e1b6d54649daa3009b2ff3378207.htm.

[3] ZHENG X, CHEN G, SONG X, et al. Twenty-year Trends in the Prevalence of Disability in China[J]. Bull World Health Organ, 2011, 89(11):788-797.

[4] 刘云涛 , 黄悦勤 , 马亚婷 , 等 . 中国 ≥ 15 岁人群精神残疾的描述性流行病学研究 [J]. 中华流行病学杂志 , 2014 , 35(2):124-128.

[5] 郭超 , 温煦 , 郑晓瑛 . 中国精神残疾流行现状及其影响因素的研究进展 [J]. 中国全科医学 ,2016,19(13):1573-1577.

[6] 郭朝霞 . 定西县 2~6 岁精神残疾儿童流行病学调查 [J]. 中国康复理论与实践 ,2004,10(2):118-119.

[7] LI N, CHEN G, SONG X, et al. Prevalence of Autism-caused Disability among Chinese Children: a National Population-based Survey[J].

Epilepsy & Behavior,2011,22(4):786-789.

[8] LI N, ZHANG L, DU W, et al. Prevalence of Dementia-Associated Disability among Chinese Older Adults: Results from a National Sample Survey[J].The American Journal of Geriatric Psychiatry,2015,23(3):320-325.

[9] 高燕, 翟金国, 国效峰, 等. 精神分裂症超高危人群的评估和干预项目介绍 [J]. 临床精神医学杂志,2014(5):350-352.

[10] LI N, CHEN G, DU W, et al. Population-level Prevalence Estimate and Characteristics of Psychiatric Disability among Chinese Adults[J]. Journal of Psychiatric Research,2011,45(11):1530-1534.

[11] 陈曦, 黄东锋, 林爱华, 等. 广东省成人精神残疾主要致残原因和对策分析 [J]. 中国康复医学杂志,2009,24(10):938-941.

[12] 中华人民共和国中央人民政府. 什么是精神疾病、精神病、精神残疾？[EB/OL]. (2009-05-08)[2023-12-12]. http://www.gov.cn/govweb/fwxx/cjr/content_1308584.htm.

[13] INSEL TR. Rethinking Schizophrenia [J]. Nature, 2010, 468(7321): 187-193.

[14] KAHN RS, SOMMER IE, MURRAY RM, et al. Schizophrenia [J]. Nature Reviews Disease Primers,2015, 1:15067.

[15] 王传跃, 陈晓岗. 精神分裂症的预防与治疗 [J]. 中华医学杂志,2018,98(29):2314-2316.

[16] 王强, 孙成甲. 社区康复 [M]. 北京: 人民军医出版社,2007.

[17] 中国残疾人辅助器具中心. 残疾人基本辅助器具指导目录 (2020版).[EB/OL].(2020-03-31)[2023-12-12].http://www.cadtc.org.cn/xxzx/ggtz/d8a46d5dbf0448808c1ed34d9e66252c.htm.

[18] 浙江省残疾人联合会. 精神类残疾人辅助器具 [EB/OL].(2015-06-27)[2023-12-12].http://www.zjdpf.org.cn/art/2015/6/27/art_1229458595_25378.html.

第七章　多重残疾的预防与康复

54. 什么是多重残疾

我国多重残疾的定义由国家标准给出。根据《残疾人残疾分类和分级》(GB/T 26341—2010)（2011年5月1日实施），多重残疾为同时存在视力残疾、听力残疾、言语残疾、肢体残疾、智力残疾、精神残疾中的两种或两种以上残疾。而多重残疾的严重程度分级则按所属残疾中残疾程度最重类别的分级确定其残疾等级。

55. 我国多重残疾群体的现状如何

我国多重残疾人口规模大、现患率高。中国残联根据第六次全国人口普查我国总人口数及第二次全国残疾人抽样调查我国残疾人占全国总人口的比例和各类残疾人占残疾人总人数的比例，推算得出2010年末我国全国残疾人总数为8502万人，其中多重残疾1386万人。根据两次全国残疾人抽样调查，我国多重残疾人数从1987年的674万人上升到2006年的1352万人，2006年我国多重残疾的现患率为1.03%[1]。根据研究者对全国65岁及以上的老年人中各类残疾情况的分析得出，1987年和2006年在老年残疾人中多重残疾的比例分别为19.2%和17.2%，全国多重残疾人中老年人的比例分别为47.1%和47.8%[2]。研究者对吉林省2006年多重残疾人情况进行的专门分析得出，该地多重残疾占残疾人总数的一级极重度残疾比例最高；发达市区及中部平原县市的多重残疾比例稍高；60岁及以上人群是多重残疾的高发人群；多重残疾人群的活动与参与能力存在一定障碍。该研究也对多重残疾人的教育、社会保险、接受救助和卫生服务需求与利用方面进行了分析，是现今为止对我国多重残疾较为详细的研究[3]。另有研究者对北京市2006年的残疾现状开展调查显示，北京市多重残疾全人群现患率为1.45%，其中，男性为1.36%，女性为1.52%；农村为1.88%，城市为1.30%[4]。

56. 导致多重残疾的主要原因是什么

相比单一残疾，多重残疾的致残原因更为复杂。根据第二次全国残疾人抽样调查，我国多重残疾的致残原因按占比由高到低的顺序为：非传染性疾病致残（50.06%）、原因不明或其他原因致残（17.68%）、创伤及伤害致残（12.74%）、发育缺陷非遗传性残疾（9.83%）、传染性疾病致残（5.60%）、遗传性残疾（4.09%）。可见，包括非传染性疾病、传染性疾病、创伤及伤害在内的获得性原因是多重残疾的主要致残原因，合计占比68.40%，尤其是非传染性疾病导致的多重残疾占比较高，需要在预防与控制中格外注意。具体到不同人群，先天性残疾随年龄增长而降低，获得性残疾随年龄增长而增加；城乡多重残疾均以获得性残疾为主，乡村地区先天性原因致残高于城镇地区，城镇地区获得性原因致残高于乡村地区。

此外，多重残疾往往是先发某种残疾，继而叠加另一种或多种残疾。因此，先发残疾也会增加多重残疾的发生风险。例如，在我国老年人群中，既有肢体残疾者共患精神残疾的风险为未患肢体残疾者的 2.11 倍 [5]。此外，除视力残疾、听力残疾与精神残疾的关系不显著外，言语残疾和智力残疾也可显著增加老年人共患精神残疾的风险，且如果既有残疾的严重程度较重，尤其是极重度残疾，则更会增加老年人精神与躯体共残的风险。

57. 多重残疾的表现和对个体生活的影响是什么

相对单一残疾，多重残疾人面临更多种类的残疾困扰，其因此遭受的功能损失和生活参与限制往往更加严重。根据第二次全国残疾人抽样调查数据，多重残疾人在理解和交流、身体移动、生活自理、与人相处、生活活动、社会参与六个维度均存在不同程度的障碍，其存在障碍的比例分别为83.1%、49.3%、67%、78.7%、93.6%、96.5%，且残疾等级越重，其面临的各类障碍风险越高。可见绝大部分的多重残疾人在社会参与、生活活动、理解和交流方面均存在障碍，多重残疾给患者的生活带来了极大的困难。此外，相比其他年龄的人群，多重残疾的老年人生活现状更为严峻。例如，大部分老年人精神与躯体共残的残疾等级为极重度（不区分共残的躯体残疾的个数），无论是精神与未区分具体类型的躯体共残，还是精神与不同类型的躯体共残，均以一级（极重度）残疾为主，占比均超过60%。其中精神与言语共残中，一级（极重度）残疾高达83.6%。这说明共残的老年人面临着更大的生活与社会参与困难，精神与躯体共残已经成为老年健康的一项重要挑战，需要更多的家庭、社会和医疗支持[6]。

58. 多重残疾的预防手段有哪些

在社会经济不断发展、医疗卫生逐步改善的条件下，当致残风险出现时，人口抵御风险的能力有所提高，较长时间才会发生残疾，表现出残疾预防能力正在提高；而残疾发生后，各种家庭、社会的支撑逐渐显现并不断增多，较长时间才会导致死亡，表现出残疾康复能力正在提高，即残疾发生发展的长区间模式。针对这种长区间模式，对残疾的预防需要从单一残疾扩展为对残疾状态内多种残疾共残防治的大力推进。

在宏观层面，应在残疾预防工作的成效评价上加以扩展，不仅要对健康人发展为残疾的比例，即残疾率进行关注，也需将关注的重点扩展到已经残疾的人群发展为共残的比例，做到单一残疾与多重残疾相结合才能更全面、深入地统计、评价残疾预防的成效，使残疾预防工作达到事半功倍的效果。在个体层面，多重残疾是一个逐渐发展的过程，多重残疾的预防既需要对个体慢性病、伤害、精神障碍等常见致残原因进行关注，积极治疗和防控既有的疾病与伤害，控制残疾源头，也需要积极地向已经残疾的人群提供医疗卫生服务和便捷的康复服务，防止既有残疾的恶化和多重残疾的发生，做到未残人群的残疾预防与已残人群的残疾康复相结合，这是多重残疾预防的关键所在 [6]。

59. 多重残疾人的康复方案如何制定

多重残疾人的残疾类型更多、功能损失更严重，所需要的医疗和康复资源数量和种类更多，在法律、就业等社会方面的服务也会有更多的需求，导致家庭和社会负担更重。根据第二次全国残疾人抽样调查，我国仅有约一半的多重残疾人接受过相关服务，其中主要包括 36.8% 接受过医疗服务与救助服务，7.4% 接受过辅助器具服务，9.3% 接受过康复训

练与服务，16.5% 接受过贫困残疾人救助与扶持服务，6.3%
接受过生活服务。可见，我国多重残疾人医疗、康复与社会
需求仍有很大缺口，针对多重残疾人口的康复方案应就此展
开。首先，政府层面应从相关补贴与激励政策制定、专业机
构与专业人员队伍培养与积累、无障碍环境建设等方面加强
建设，为多重残疾康复提供良好的社会与自然环境。其次，
相关专业机构应制定权威的康复流程指导，如通过精准的多
重残疾人口档案信息掌握多重残疾人口的基础情况，并定期
开展多重残疾人健康状况评估与复核，给予针对性康复指导
方案，此后开展康复效果评估，以适时调整与进一步推进。
此外，家庭与个体应及时关注个体健康状况发展与残疾状况
进展，积极主动配合残疾登记等，与社区工作者保持紧密联
系，通过主动获取与咨询融入康复服务网络，提高康复服务
的利用率与利用效果。

参考文献

[1] 赵燕潮. 中国残联发布我国最新残疾人口数据 [J]. 残疾人研
  究,2012(1):11.

[2] 丁志宏. 我国老年残疾人口：现状与特征 [J]. 人口研究,2008(4):66-72.

[3] 阮航. 吉林省多重残疾人状况分析报告 [J]. 中国社区医师（医学专
  业半月刊),2008(3):126.

[4] 刘民, 栾承, 沈励 .2006 年北京市残疾人抽样调查流行病学特征分析 [J]. 中国康复医学杂志 ,2009(6):550-552.

[5] GUO C, HE P, SONG X, et al. Co-morbid Mental Disability among Chinese Elderly with Motor Disability: Based on a Nationwide Survey[J].PloS One, 2018,13(4):e0195555.

[6] 郭超 . 中国老年精神与躯体共残现状及影响因素研究 [D]. 北京 : 北京大学 ,2016.

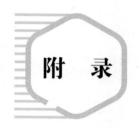

附　录

2016 年以来我国残疾预防与康复有关政策法律摘列

名称	内容领域	颁布时间
政策规划		
《"十三五"加快残疾人小康进程规划纲要》	综合	2016.08
《国家残疾预防行动计划（2016—2020 年）》	综合	2016.08
《"健康中国 2030"规划纲要》	综合	2016.10
《中共中央关于制定国民经济和社会发展第十四个五年规划和二〇三五年远景目标的建议》	综合	2020.10
《"十四五"残疾人事业信息化发展实施方案》	综合	2021.08
《国家残疾预防行动计划（2021—2025 年）》	综合	2021.12
《关于新增部分医疗康复项目纳入基本医疗保障支付范围的通知》	康复	2016.03
《关于加快精神障碍社区康复服务发展的意见》	康复	2017.10
《关于建立残疾儿童康复救助制度的意见》	康复	2018.06

名称	内容领域	颁布时间
《精神障碍社区康复服务工作规范》	康复	2020.12
《"十四五"残疾人康复服务实施方案》	康复	2021.08
《关于进一步做好重度残疾人医疗服务及保障工作的通知》	医疗	2016.04
《关于推进"互联网＋"辅助器具服务工作的通知》	辅助器具	2021.04
《关于加强网站无障碍服务能力建设的指导意见》	无障碍	2016.02
《关于进一步加强和改善老年人残疾人出行服务的实施意见》	无障碍	2018.01
《关于推广国家通用手语和国家通用盲文的通知》	无障碍	2018.06
《关于推进无障碍环境认证工作的指导意见》	无障碍	2021.12
《残疾人职业技能提升计划（2016—2020 年）》	职业	2016.05
《关于扶持残疾人自主就业创业的意见》	职业	2018.01

名称	内容领域	颁布时间
《关于加快发展残疾人职业教育的若干意见》	职业	2018.04
《关于完善残疾人就业保障金制度 更好促进残疾人就业的总体方案》	职业	2019.12
《"十四五"农村困难残疾人实用技术培训项目实施方案》	职业	2021.09
《"十四五"阳光家园计划——智力、精神和重度肢体残疾人托养服务项目实施方案》	托养	2021.08
《"十四五"残疾人保障和发展规划》	保障和发展	2021.07
《"十四五"时期社会服务设施兜底线工程实施方案》	社会服务	2021.04
《关于支持视力、听力、言语残疾人信息消费的指导意见》	信息服务	2017.12
《"十四五"提升残疾人文化服务能力实施方案》	文化服务	2021.09
法律法规		
《中华人民共和国残疾人保障法》	保障和发展	1990.12

续表

名称	内容领域	颁布时间
《残疾人教育条例》	教育	1994.08
《残疾人就业条例》	职业	2007.02
《无障碍环境建设条例》	无障碍	2012.06
《残疾预防和残疾人康复条例》	康复	2017.02
《中华人民共和国民法典》	综合	2020.05